Oliver Schmidt

Hair!
Frisuren
attraktiv & typgerecht

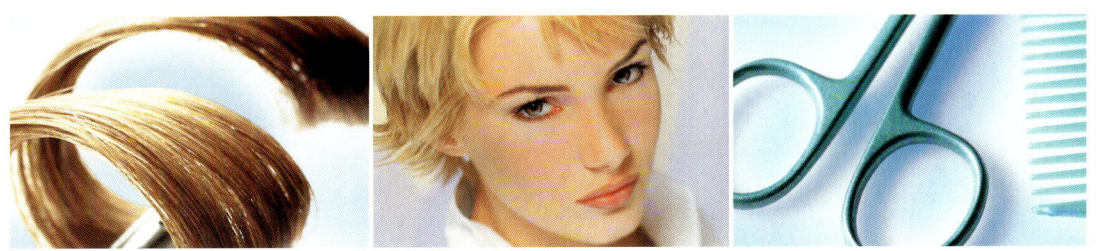

Haare richtig stylen –
Mut zum neuen Ich

Inhaltsverzeichnis

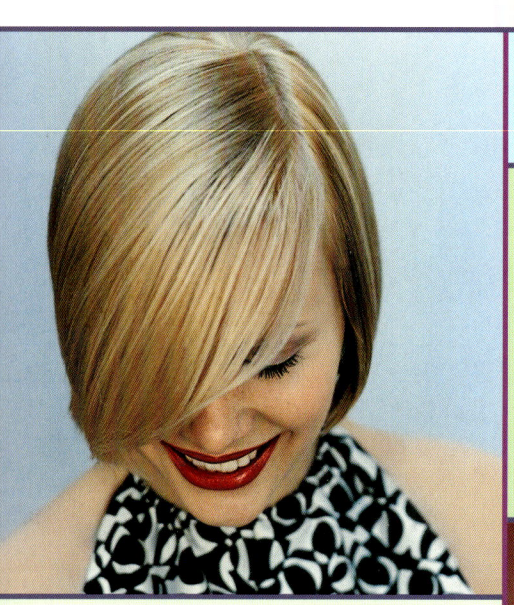

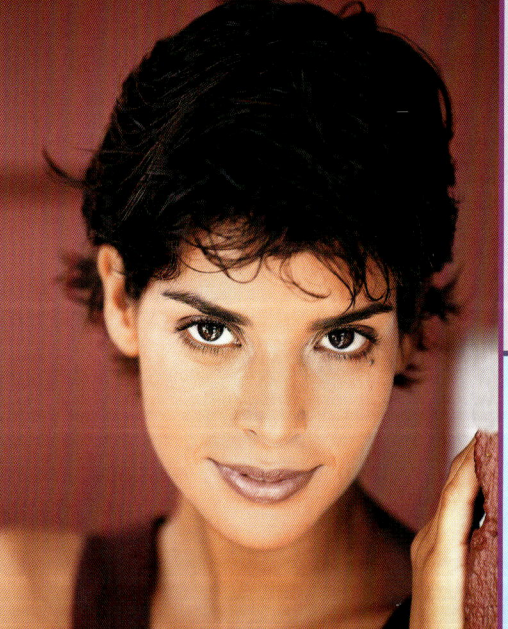

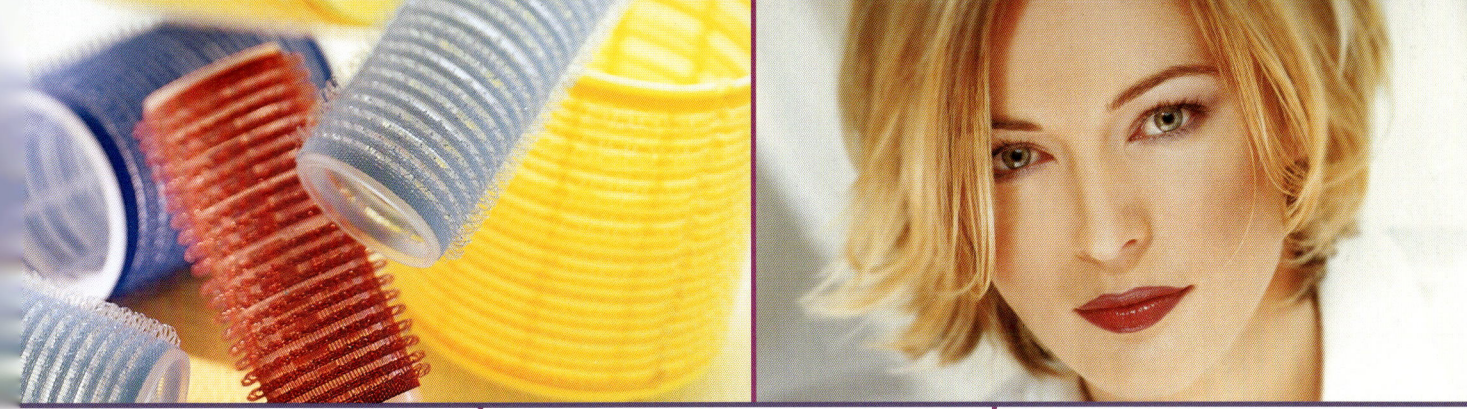

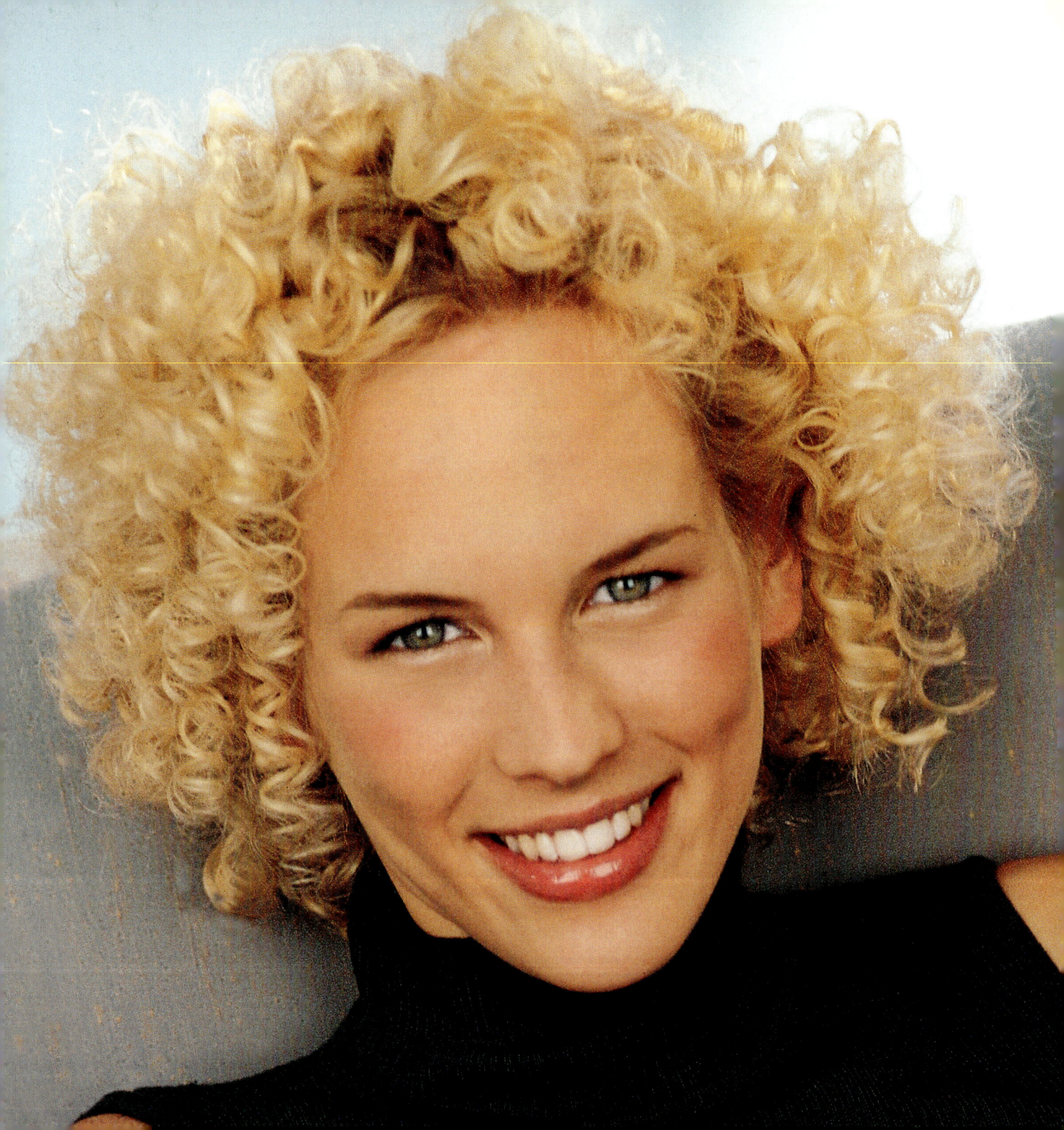

ENTDECKEN SIE IHR NEUES ICH!

Kaum ein äußerliches Merkmal spricht uns so an wie **schönes Haar.** Haare sind Ausdruck der Persönlichkeit, sie sagen etwas über uns aus. Ein guter und **typgerechter Schnitt** unterstützt Selbstbewusstsein und Attraktivität. Erleben Sie, wie viel **Spaß** ein modischer Look machen kann, und setzen Sie auf die Kraft Ihrer **Persönlichkeit!**

Warum schreibt ein Friseur ein Buch?

Meine langjährige Berufserfahrung als Friseur hat mir gezeigt, dass das Thema Haare für viele Menschen von echtem Interesse ist. Die typgerechte Frisur zu finden ist oft gar nicht so leicht. Deshalb möchte ich in diesem Buch mein Wissen weitergeben. Es soll allen Leserinnen die Möglichkeit geben, den passenden Haarschnitt zu finden.

Mein Beruf – meine Leidenschaft

Ob als Beauty-Verbündeter meiner Kundinnen in der täglichen Arbeit im Salon, ob bei meinen Schulungen für Visagisten, bei Auftritten in Fernsehshows oder bei der Schönheitsberatung für die Moderatorinnen verschiedener Fernsehsender – mein Beruf ist meine Berufung. Ich bin stolz darauf, mit meinem Know-how Frauen ein wunderbares Aussehen ermöglichen zu können – auch Ihnen, die Sie vielleicht darüber nachdenken, etwas an Ihrer Frisur zu verändern. Machen Sie sich meine Erfahrungen aus Modenschauen, redaktionellen Arbeiten für internationale Magazine, aus Werbespots und Seminaren zu Nutze! Unterstreichen Sie Ihre Attraktivität, Ihre Ausstrahlung, Ihr Selbstbewusstsein, und erleben Sie Ihre neue Wirkung auf den Partner, Freunde und Arbeitskollegen – und nicht zuletzt das Wohlfühlplus, das Ihnen ein neuer Haarschnitt geben kann. Oder eine neue Farbe. Oder das neue Styling. Oder, oder, oder … – lesen Sie selbst!

NUTZEN SIE DIE CHANCE!

Es gibt immer eine Menge Gründe, nichts für sich zu tun. Wir alle neigen dazu. Keine Zeit? Zu aufwändig? Was könnten die anderen sagen, wenn ich plötzlich so ganz anders aussehe? Gerade die letzte Frage ist ein Gedanke, der bei der Entscheidung für etwas Neues oft am meisten blockiert. Wenn ich dann aber sehe, wie Frauen, die den Schritt zur Veränderung gewagt haben, neue Seiten an sich entdecken, freue ich mich mit ihnen. Es macht wenig Spaß, sich stets dezent im Hintergrund zu halten; nur wer positiv auffällt, kann etwas bewegen. Eine Typveränderung kann für jede Frau einen echten Neuanfang bedeuten. Und das ist eine Chance, die sich niemand entgehen lassen sollte.

NEUER SCHNITT – NEUES FEELING

Die perfekte Schönheit, die Hochglanzmagazine und Bilder aus Werbung, Mode und Film uns vermitteln, wirkt sehr oft einschüchternd. Doch lassen Sie sich davon nicht beeinflussen. Wenn Sie sich einmal dazu entschlossen haben, die Facetten Ihrer Beauty-Persönlichkeit ans Licht zu holen, werden auch alle anderen Seiten Ihrer Persönlichkeit schillern. Es ist ein Vorteil unserer Zeit, dass Schönheitsideale nicht mehr so dogmatisch sind. Leben Sie also Ihre persönliche Vorstellung von Schönheit! Sie brauchen nur ein bisschen Mut, wenn Sie eine Seite von sich hervorkehren, die Sie vielleicht noch nicht so genau kennen. Machen Sie sich bereit für eine neue, aufregende Erfahrung!

BEAUTY-KNOW-HOW

Professionelles Beauty-Coaching, wie ich es mit mittlerweile 55 Mitarbeitern in meinen Salons anbiete, lässt sich auch zu Hause durchführen. Rund um Haarschnitt, Hairstyling, Farbe und Pflege gibt es eine Menge Fragen, die immer wieder an mich gerichtet werden. Und jeden Tag bringen mich meine Kundinnen auf neue Ideen – womit sie nicht zuletzt dafür gesorgt haben, dass dieses Buch entstanden ist.

Dieses Buch ist ein Ratgeber für alle Fälle: Es enthält Fakten, Tipps, Techniken und Profigeheimnisse rund ums Haar – Informationen, die über den nächsten Trend hinaus Bestand haben. Doch es geht mir um noch mehr: nämlich um das Image-Potenzial, das in einem typgerechten, aktuellen Haarschnitt steckt. Und das ist enorm! Der neue Haarschnitt oder ein neues Styling können ein echter Ego-Kick sein. Nur Mut zur Lust an der Verwandlung – probieren Sie es doch einfach mal aus! Und lassen Sie sich dabei von den Tipps in diesem Buch inspirieren. Sie werden sehen, es lohnt sich. Nicht nur für Ihre Haare, sondern für Ihre ganze Lebenslust. Powern Sie Ihre Persönlichkeit!

Viel Spaß dabei wünscht Ihnen Ihr

Oliver Schmidt

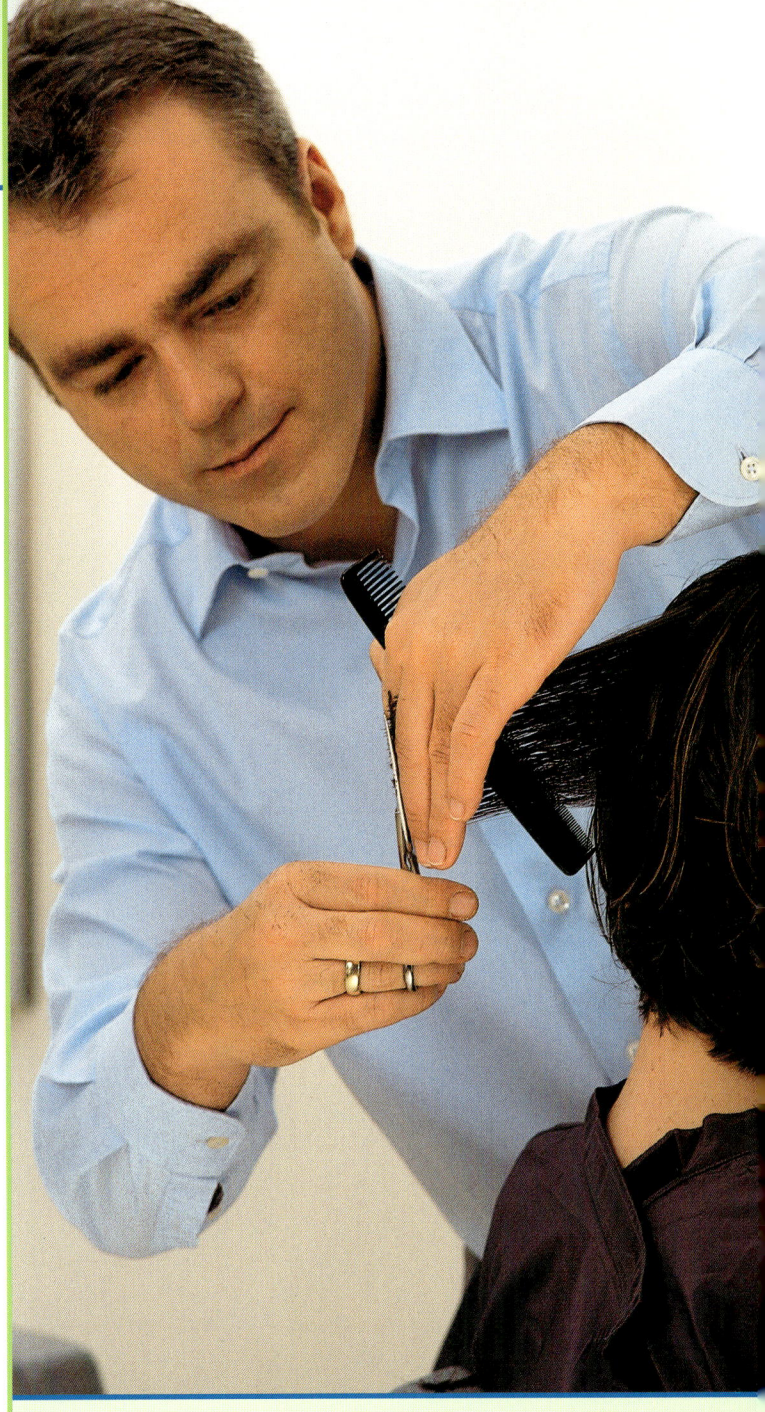

Profitieren Sie von den Tipps, die Ihnen Oliver Schmidt in diesem Buch gibt! Und das Abenteuer Frisur kann beginnen …

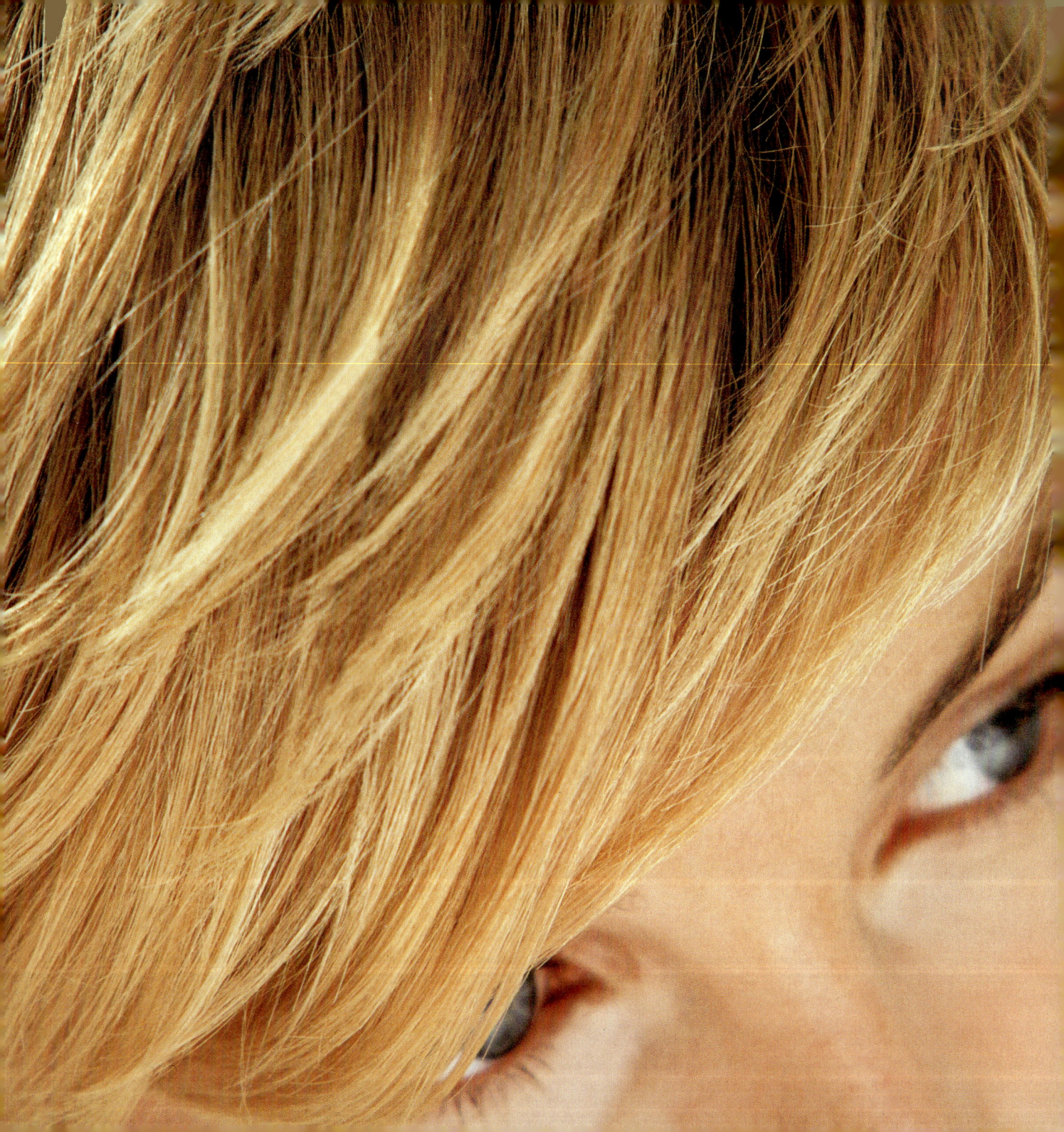

DIE FRISUR — IMAGEFAKTOR NR. 1

Nicht nur Kleider, auch Haare machen Leute. Genauso wie unsere Kleidung — oft sogar noch stärker — spiegeln die Haare unsere Persönlichkeit wider. Nutzen Sie deshalb Ihre Frisur für ein positives Image. Entdecken Sie Ihren Mut zum Ich — und haben Sie viel Spaß dabei!

Haare machen Leute

Es gibt sie immer wieder: Frauen, die uns auffallen, weil sie einfach sagenhaft gut aussehen. Sie müssen nicht einmal perfekte Schönheiten sein, aber sie haben Ausstrahlung. Eine tolle Frisur ist daran oft nicht ganz unschuldig.

Schönheit – nicht nur für VIPs

Stars wie Cathérine Deneuve oder Sharon Stone haben gezeigt, dass gutes Aussehen keine Frage des Alters ist. Plötzlich haben sie auf ihre berühmte Mähne verzichtet und einen frechen Kurzhaarschnitt getragen. Sie bewiesen Mut und standen zu ihrem Alter. Sicher kein leichter Schritt, aber einer mit Wirkung – dafür muss frau kein Promi sein.

CHAMÄLEON ODER IKONE?

Das Model Linda Evangelista galt lange Zeit als „Chamäleon", denn die berühmte Schönheit setzte scheinbar spielerisch jeden neuen Trend um. Mal blond, mal braun, gerne rot und doch immer unverkennbar sie selbst. „Ich war ein ganz gutes Model", berichtete sie in einem Interview, „doch als ich mich einmal entschlossen hatte, meine langen Haare abzuschneiden, ging es mit meiner Karriere steil bergauf."

Ein ganz anderer Typ ist Claudia Schiffer – die blonde Mähne wurde nach dem Einstieg als „deutsche Bardot" zu ihrem Markenzeichen. Bis heute trägt sie ihr Haar so – und doch hat sie sich mit Hilfe von leichten Modifikationen im Laufe ihrer Karriere völlig verändert.

Ein Star wie Madonna ist auch deshalb zur Ikone geworden, weil sie, passend zum jeweiligen Video, jedes Mal mit einem neuen Image überraschte. Sie erfindet mit großer Lust neue Looks, sie erfindet sich selbst, und das fasziniert uns. Und wir vergessen leicht, dass die Möglichkeit zur Veränderung auch in uns steckt.

DER RICHTIGE AUFTRITT

Bei meiner Tätigkeit fürs öffentlich-rechtliche und Privatfernsehen berate ich regelmäßig Moderatorinnen, welche Frisur ihre TV-Personality am besten unterstreicht. Die Sprecherin, die allabendlich die Nachrichten präsentiert, möchte selbstverständlich etwas anderes vermitteln als die Moderatorin eines Lifestyle-Magazins. Anders muss dementsprechend auch die Frisur ausfallen. Denn: Über das Image werden die ersten und oft auch wichtigsten Informationen zu einer Person und zu der Sache, die sie vertritt, vermittelt.

Das Aussehen als Markenzeichen – warum sollte das nur für Promis und Stars gelten? Warum nicht auch für Sie? Bei der Arbeit im Salon erlebe ich immer wieder, dass Frauen sich sehr genau einschätzen können, aber dennoch nicht ahnen, was sie *noch* aus sich machen könnten. Es geht darum, die vielen faszinierenden Facetten einer Persönlichkeit ans Licht zu bringen. Und es ist erstaunlich, wie viel ein perfekter Schnitt und das passende Styling dazu beitragen. Machen Sie sich dies mit Hilfe dieses Buches (und Ihres Friseurs) zu Nutze. Gestalten Sie Ihren persönlichen Auftritt, egal, wo er stattfindet: ob privat, im Job oder vor einem entscheidenden Wechsel in Ihrem Leben.

WOHLFÜHLFAKTOR HAAR

Sich wohl fühlen in seiner Haut, seinen eigenen Kopf durchsetzen – dafür muss man keine Berühmtheit sein. Es tut gut, einfach nur man selbst zu sein und das auch auszustrahlen. Jeder Mensch wirkt nach außen, und es macht Spaß, der Welt das Bild von sich zu zeigen, das man am liebsten mag: optimistisch, fröhlich, aufgeschlossen oder auch mal geheimnisvoll, verschlossen und mysteriös. Es hängt allein von Ihnen ab, von Ihrer Laune und Ihrer Tagesform.

In der Mode geht es zweimal im Jahr darum, einen neuen Trend zu setzen und diesen möglichst spektakulär auf dem Laufsteg zu präsentieren. Wie anstrengend, all diesen Trends zu folgen! Das muss aber nicht sein. Picken Sie sich doch einfach aus dem, was die Mode anbietet, das Beste heraus. Kann sein, dass das Revival der Sechziger Ihrer Art des Auftretens entgegenkommt oder dass die Schulterpolster der Achtziger Jahre bei Ihnen Unwohlsein auslösen. Das, was sich einmal als gut herausgestellt hat, kann Sie auch blockieren. Folgen Sie einfach der Lust an der Verwandlung!

Sprechen Sie mit Ihrem Friseur. Probieren Sie mit ihm gemeinsam aus, was zu Ihrem Image passt. Denken Sie nicht daran, wer Sie sein sollten, sondern daran, wer Sie sein möchten! Die Lust, sich selbst zu entdecken, könnte neue (für Sie selbst neue) Seiten an Ihnen zu Tage fördern. Die folgenden Kapitel zeigen Ihnen, wie Sie Ihre Frisur zur Komplizin für einen souveränen Auftritt machen.

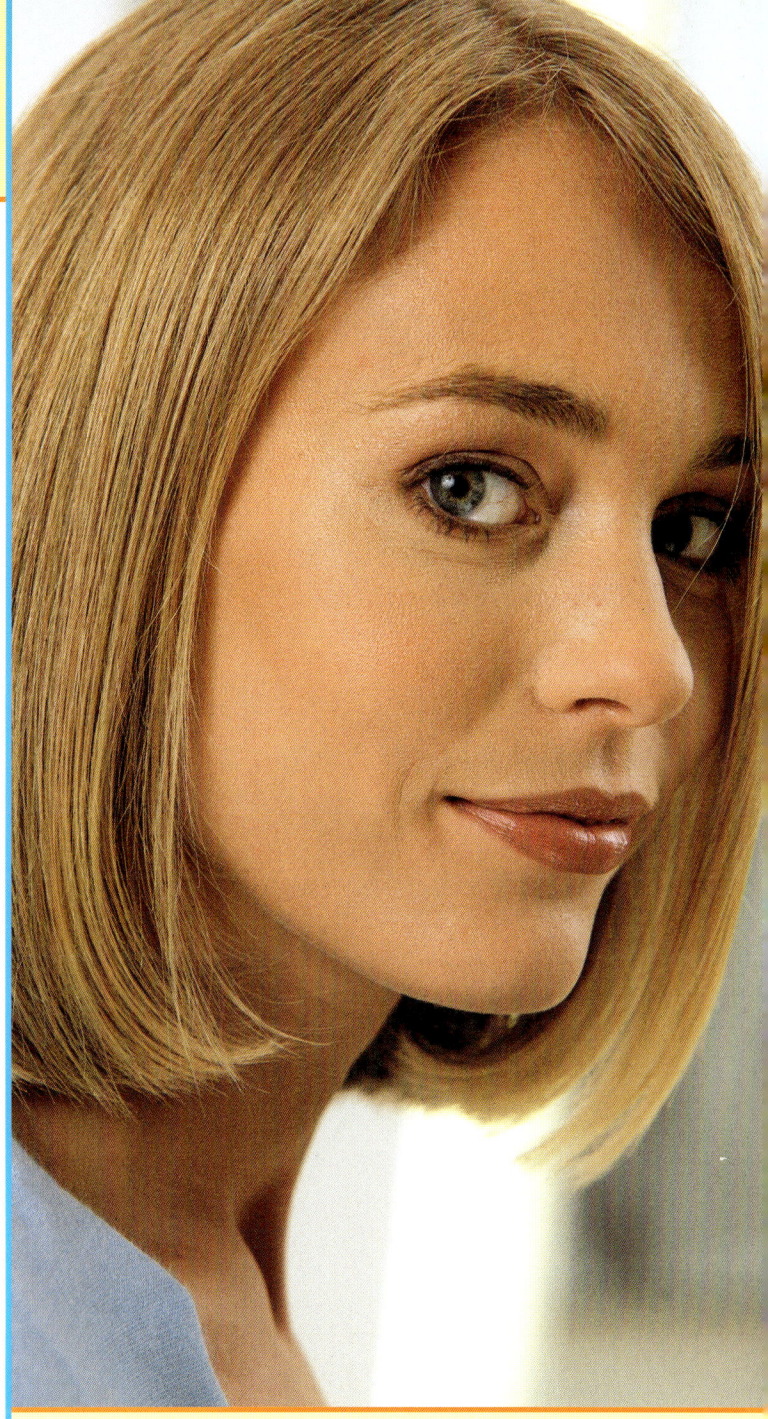

Selbstbewusst? Nutzen Sie Ihre Frisur, um Ihre Persönlichkeit ins rechte Licht zu rücken!

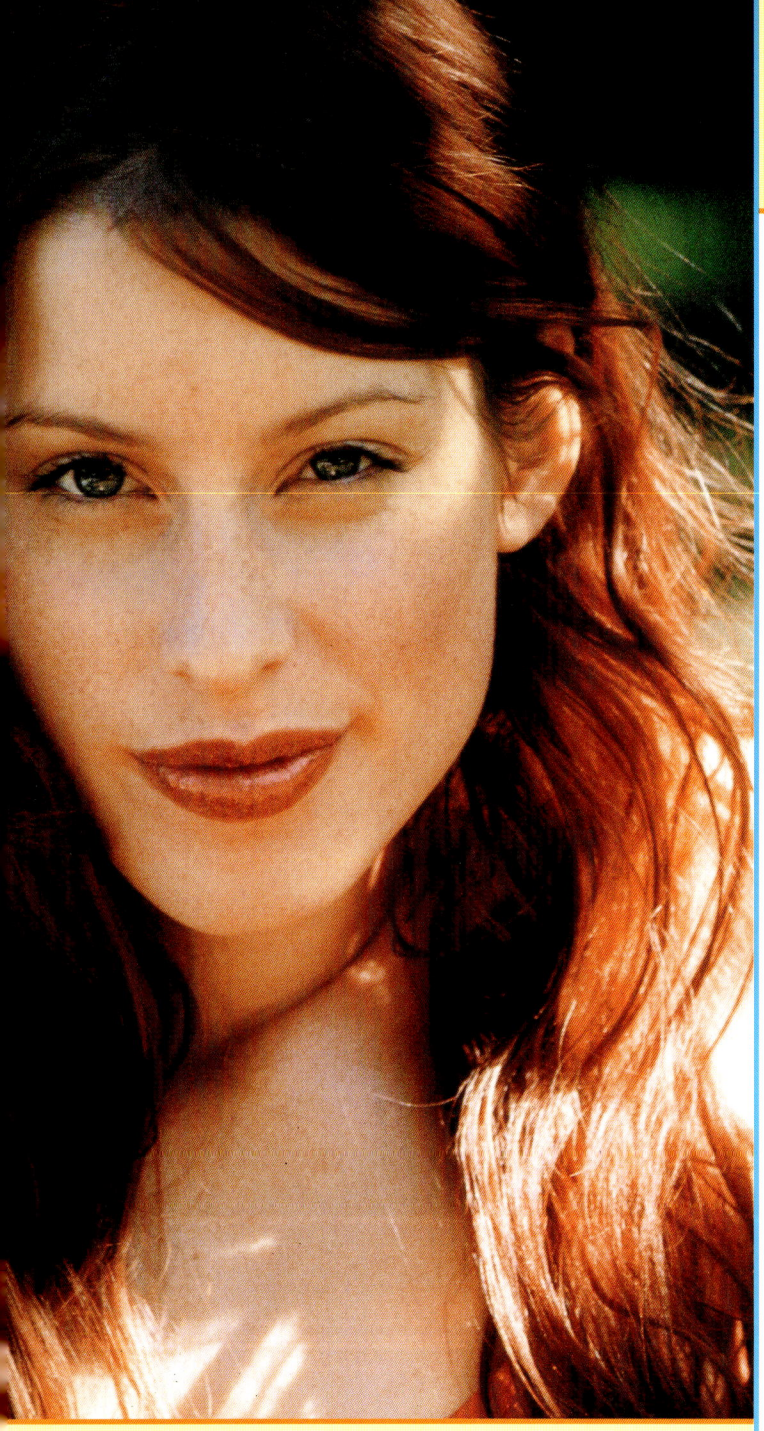

Haare, die den individuellen Typ optimal zur Geltung bringen, sind ein echter Blickfang.

Positives Image
durch die richtige Frisur

Frecher Fransenschnitt oder strenger Pagenkopf, weiche Wellen oder maskuline Strukturen – Ihre Frisur sendet eine Botschaft nach außen. Warum dieses Potenzial nicht nutzen? Überlegen Sie einmal: Wie viel Spaß macht es, am Tag für ein Projekt, das Sie realisieren wollen, ernsthaft zu streiten und abends das Erreichte fröhlich zu feiern? Tagsüber kompetent und sachlich, abends temperamentvoll und ausgelassen. Image ist nichts Statisches. Image ist der Spiegel Ihrer Persönlichkeit. Leben Sie die Seiten Ihrer Persönlichkeit aus. Kosten Sie den Spaß aus, den es macht, Ja zum eigenen Ich zu sagen. Mut zum Ich – Mut zu einem neuen Image!

IHR LOOK – SO VIELSEITIG
WIE IHR LEBEN

Einmal traf ich am Hamburger Flughafen eine Kundin. In Jeans, einem sportlichen Blazer und T-Shirt hatte ich sie am Tag zuvor sehr leger und relaxed im Salon gesehen. Jetzt trug sie ein Businesskostüm und ihre Ledermappe unter dem Arm. Sie wirkte kompetent, energisch und vertrauenswürdig. Die Frisur war die Gleiche wie am Vortag.

Das zeigt: Worauf es ankommt ist, dass Sie einen Look finden, der zu Ihrem Lebensstil passt. Sprechen Sie mit Ihrem Friseur über die Veränderungen, die für Sie wichtig sind und die Ihre Frisur mitmachen sollte. Wenn Sie in einem kreativen Beruf arbeiten, wollen Sie vielleicht gar nicht so seriös wirken wie eine Bankangestellte. Als Juristin ist Ihnen ein eher korrektes Äußeres eventuell wichtiger als eine schrille Trendfrisur mit zahlreichen Variationsmöglichkeiten. Der perfekte Schnitt ist wie ein Partner, der auf Ihre persönlichen Bedürfnisse eingeht. Frech, klassisch, konservativ? Ihre Frisur sollte all Ihre Facetten widerspiegeln.

SPONTAN ODER ALLMÄHLICH?

Einen „Bad Hair Day" hat jeder einmal, aber wenn die gesamte Frisur nicht mehr zu Ihnen passt, ist es Zeit, etwas daran zu ändern. Sie fühlen das. Mag sein, dass Sie sich erst langsam an einen neuen Look herantasten wollen oder aber nach einem großen Ereignis einen radikalen Imagewechsel brauchen. Ihr Friseur wird gemeinsam mit Ihnen das richtige Maß an Veränderung finden.

ZEITREISE

Denken Sie einmal zurück: Wie sahen Sie in den verschiedenen Phasen Ihres Lebens aus? Holen Sie die alten Fotoalben hervor. Vergleichen Sie Ihre Frisur als Schülerin mit Ihrem Aussehen während Ihrer Ausbildungszeit oder des Studiums. Wie sahen Sie aus, als Sie zum ersten Mal Mutter geworden sind? Und hatte Ihr Look vor zehn Jahren nicht auch etwas mit dem neuen Freund zu tun? Lassen Sie Ihre Erinnerungen schweifen. Und jetzt schauen Sie in den Spiegel: Wer sind Sie heute? Stimmt Ihr Look mit der Persönlichkeit überein, die Sie sind? Und wer möchten Sie sein? Sieht Ihr Haar so aus, wie Sie sich das wünschen? Etwa alle fünf Jahre die Frisur zu wechseln ist erfrischend. Lassen Sie ihr einige Verbesserungen angedeihen. In den nächsten Kapiteln zeige ich Ihnen eine Fülle von Veränderungsmöglichkeiten, gebe Ihnen Tipps und verrate neue Ideen.

Ein Haar unter der Lupe

Jeder Mensch hat durchschnittlich 100 000 Haare auf dem Kopf, sie alle gemeinsam entscheiden über unser Aussehen. Aber haben Sie sich schon einmal Gedanken darüber gemacht, wie ein einzelnes Haar aufgebaut ist? Es setzt sich im Wesentlichen aus drei Elementen zusammen:

➤ Das erste ist die das äußere Haar umgebende **Schuppenschicht.** Sie schützt das Haarinnere, ist fest strukturiert, relativ reißfest und empfindlich gegen mechanische Einflüsse.

➤ Die zweite Schicht des Haares ist der so genannte **Faserstamm,** auch Cortex genannt. Er macht den überwiegenden Teil des Haares aus, ist für seine Elastizität, aber auch seine Reißfestigkeit verantwortlich. Ein gesundes Haar lässt sich mit etwa 100 Gramm Gewicht belasten, das heißt, die Haare eines Menschen sind mit etwa 10 000 Kilogramm – dem Gewicht von zwölf Autos! – belastbar.

➤ Die dritte Schicht des Haares ist die **Markschicht,** auch Medulla genannt. Sie ist beim Menschen – im Gegensatz zu Tieren – nur schwach ausgebildet und hat für die Haarqualität eigentlich keine Bedeutung.

Die Typfrage — welcher Beauty-Typ sind Sie?

Individualität statt Einheitslook, Phantasie statt Norm. Die neue Freiheit in der Mode lässt alle Möglichkeiten offen, kann aber auch verunsichern. Was steht mir? Was ist richtig für mich? Verlassen Sie sich auf Ihre Unverwechselbarkeit und finden Sie heraus, was typisch für Sie ist.

Entdecken Sie sich selbst!

Die alten Gewohnheiten, das Festhalten an einer Frisur, die einmal aktuell war, die Angst, etwas Neues zu wagen – all diese Faktoren können dazu führen, dass man vor Veränderung zurückschreckt. Doch es gibt ein paar einfache Schritte hin zur neuen Frisur, zum neuen Ich.

Models und Schauspielerinnen vertrauen ihr Äußeres Stylisten, Friseuren und Make-up-Profis an – und erleben immer wieder, wie sie für ein Shooting oder einen Film ein völlig neues Aussehen bekommen. Auch wenn Sie (noch) kein Profi in Sachen Image sind – zusammen mit Ihrem Friseur können Sie es werden. Dabei geht es nicht darum, sich ständig zu wandeln, sondern seine Stärken für ein erfolgreiches Image zu erkennen und sie Schritt für Schritt auszubauen.

Im Folgenden lernen Sie vier verschiedene Typen kennen, die bei ihren Entscheidungen zum Thema Frisur unterschiedliche Bedürfnisse haben und jeweils andere Anforderungen stellen: die Luxusorientierte, die Unkomplizierte, die Mutige und die Vorsichtige. Eventuell werden auf Sie selbst Elemente mehrerer Typen zutreffen – das ist normal. Auf jeden Fall haben Sie mit diesen Grundtypen eine Basis, um die Typberatung beim Friseur wesentlich effektiver zu gestalten, als sie es bisher vielleicht war. Zugleich werden Sie einige überraschende Dinge über sich selbst herausfinden. Viel Spaß dabei!

TYP 1: DIE LUXUSORIENTIERTE

Sie haben Ihren Stil gefunden: Sie wissen, wer Sie sind und wie Sie das nach außen zeigen. Ihr Haar ist für Sie ein kostbarer Luxus – und Sie gönnen sich gern etwas. Pflegepackungen für zwischendurch, nur mal zum Föhnen zum Friseur, wenn Sie einen besonderen Abend planen, und natürlich eine perfekt geschnittene Frisur, die Sie regelmäßig nachschneiden lassen. Immer gepflegt und gestylt zu sein ist für Sie eine Selbstverständlichkeit, für die Sie gern ein bisschen Zeit – und Geld – opfern. Für Ihr Haar ist Ihnen das Beste gerade gut genug und Sie brauchen einen Top-Profi an Ihrer Seite, der auf alle Ihre Wünsche eingeht. Pflege, Luxus und Stil gehören für Sie untrennbar zusammen.

Dabei kommt die Veränderung gelegentlich ein wenig zu kurz. Ihr eleganter Look, den Sie über Jahre hinweg perfektioniert haben, könnte rasch ein wenig konservativ aussehen. Vielleicht hat der klassische Pagenkopf jahrelang Ihre Persönlichkeit hervorragend zur Geltung gebracht – aber ein paar Stufen könnten Sie um Jahre verjüngen. Kleine Schnittanpassungen, Konturoptimierungen, minimale Farbvarianten – die Veränderung steckt im Detail. Sie brauchen eventuell eine Weile, um sich zu entscheiden, denn schnelllebige Trends sind nichts für Sie. Doch wenn Sie einmal wissen, was Sie verändern wollen, beweisen Sie durchaus Mut. Lassen Sie sich ruhig durch Ihren Friseur ab und zu ein wenig anregen!

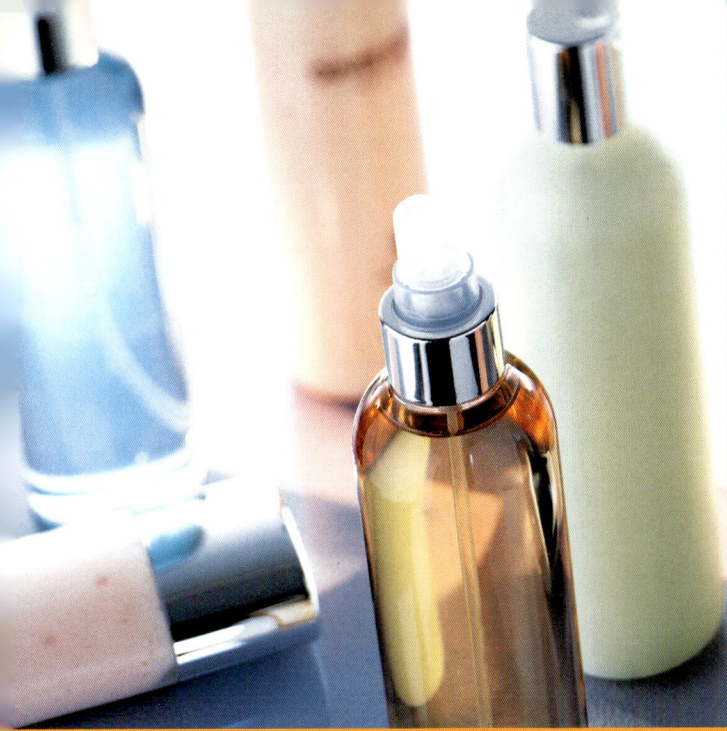

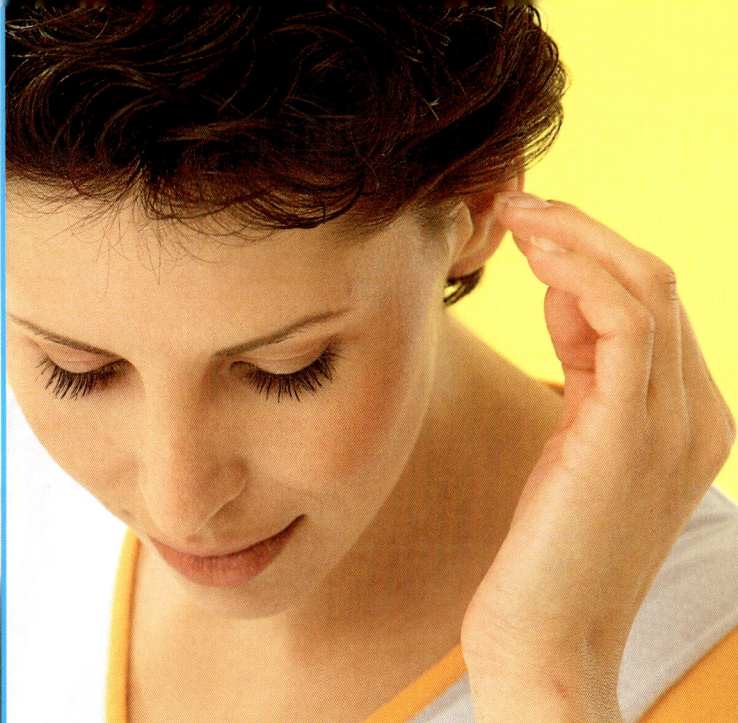

Nur das Beste fürs Haar! Die Luxusorientierte legt Wert auf erstklassige Pflegeprodukte.

Schnell mit den Händen zu stylen, aber doch mit Wirkung – so wünscht sich die Unkomplizierte ihren Haarschnitt.

TYP 2: DIE UNKOMPLIZIERTE

Schönes, gepflegtes Haar ist Ihnen ebenso wichtig wie der Trend – aber es gibt tausend andere Dinge in Ihrem vollen Terminkalender, die wichtiger sind als ein Friseurbesuch. Sie möchten toll aussehen, aber zu lange darf das morgendliche Frisieren nicht dauern. Es kommt durchaus vor, dass Sie selbst Hand anlegen, wenn die Zeit für den nächsten Friseurbesuch nicht reicht. Deshalb brauchen Sie einen Schnitt, der Tempo macht und perfekt fällt, mit den Händen zu stylen ist, eine Menge Variationsmöglichkeiten bietet und es nicht übel nimmt, wenn nicht rechtzeitig nachgeschnitten wird.

„Hauptsache bequem" lautet Ihre Devise. Aber Vorsicht! Es könnte sein, dass Sie die Möglichkeiten von Haar, Frisur und Styling zu kurz kommen lassen. Dabei gibt es ein paar einfache Tricks, mit denen Sie Ihr Image ohne viel Aufwand verbessern können. Sie wollen keine Zeit vorm Spiegel verlieren? Ein toller Look ist ruck, zuck fertig – gewusst wie. Fragen Sie Ihren Friseur nach Produkten für zu Hause, die Zeit sparen. Vielleicht probieren Sie auch mal eine neue Farbe aus – der Effekt wird Sie wahrscheinlich überraschen.

TYP 3: DIE MUTIGE

Trends aus Mode, Musik und Film sind für Sie ebenso wichtig wie der tägliche Internet-Chat mit den Freunden aus Übersee. Normen sind Ihnen nicht so wichtig, schon gar nicht in Bezug auf Ihre Frisur. Ihr Styling geht nur Sie etwas an – gleichzeitig orientieren Sie sich stark an den neuesten internationalen Mode-

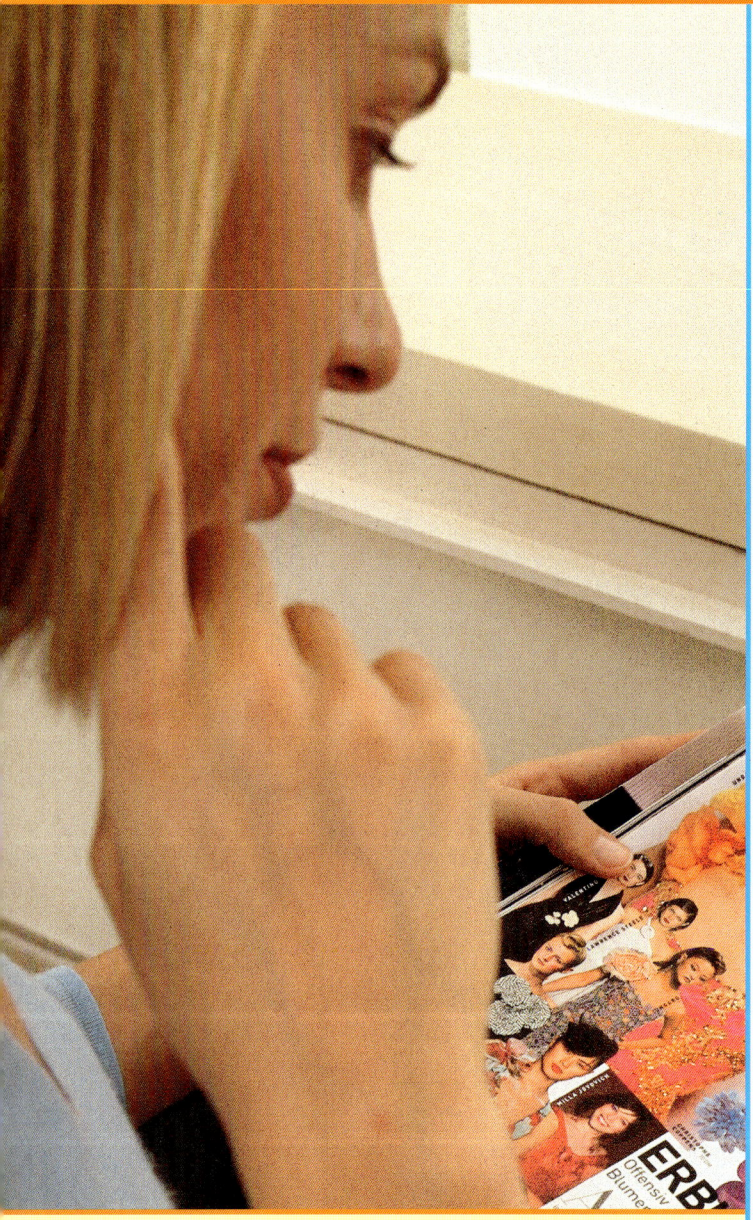

Die Mutige: immer und unermüdlich auf der Suche nach neuen Trends und Ideen.

trends. Sie brauchen einen Friseur, der ebenso trendy ist wie Sie. Und Sie brauchen einen Look, der flexibel ist und den man auch einmal radikal ändern kann. Farbe? Strähnchen? Extremes Styling? Her damit!

So viel Lust am Experiment ist manchmal gefährlich: Viel kann auch zu viel sein. Ein Zuviel an Farbe, an Styling ist purer Haarstress. Außerdem: Ist der neueste Trend wirklich etwas für Sie? Heute rasierte Konturen, morgen dauergewellt – vielleicht wäre ein Schnitt besser, den man gründlich umstylen kann. Vergessen Sie über den Spaß an der Veränderung Ihr unverwechselbares Image nicht. Klar wechseln Sie gern den Friseur. Doch damit steigt vielleicht auch das Risiko eines Missgriffs, das Sie mit einem Haarunfall bezahlen könnten. Wenn Sie einmal von der Qualität und Beratung eines Salons überzeugt sind, aber Lust auf etwas Neues haben, dann wechseln Sie doch einfach den Friseur innerhalb des Salons!

TYP 4: DIE VORSICHTIGE

Sie wissen, wer Sie sind, und müssen das niemandem beweisen. Schon gar nicht durch Ihr Äußeres. Sie haben Ihre Beauty-Routine, in der für Experimente wenig Platz ist. Sie interessieren sich für Dinge, die wichtiger sind als der schöne Schein. Schönheit, Mode, Styling – das überlassen Sie anderen. Wären da nicht diese kleinen Momente: ein Abendessen, bei dem Sie jemand mit einem Kompliment völlig überrascht hat; eine Party, auf der Sie sich wohl fühlten wie schon lange nicht mehr, was irgendwie auch mit dem neuen Kleid zu tun hatte, das Sie im Urlaub gekauft hatten.

Vielleicht ist diese versteckte Lust, mehr aus sich zu machen, auch der Grund, warum Sie dieses Buch gekauft haben. Ein

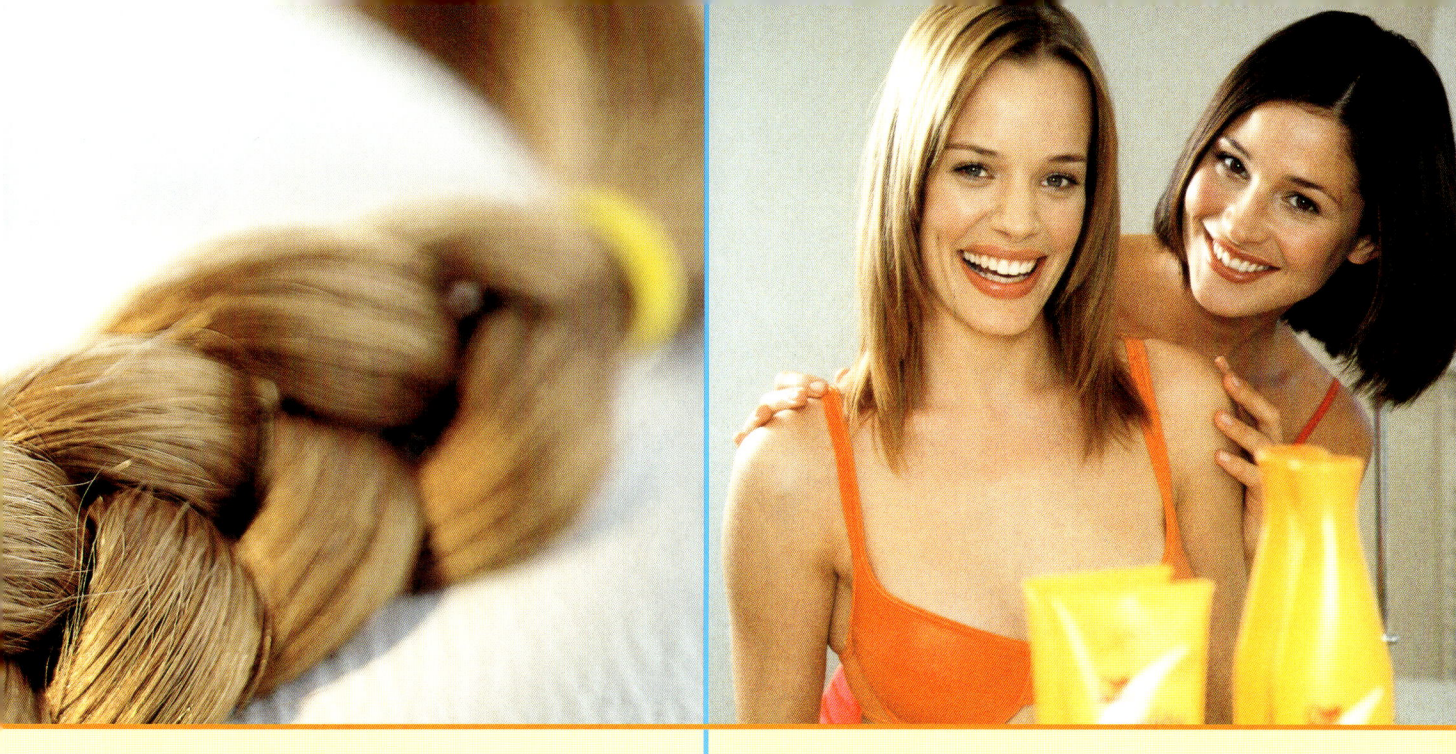

Keine Experimente, bitte! Die Vorsichtige geht Veränderungen nur sehr zögernd an.

Welche Frisur passt zu mir? Manchmal hilft es, sich mit einer guten Freundin darüber zu beraten.

wenig Veränderung – ja. Nur wie? Die schöne Mähne stutzen? Nein, bloß keine Experimente! Ihr Friseur wird Ihnen aber vielleicht durch ein paar gezielt geschnittene, großzügige Stufen und ein paar sanfte Farbreflexe ein völlig neues Gesicht im Spiegel zeigen. Also: Warum immer nur dem Trott folgen? Eine Tönung oder ein neues Styling können Sie ja erst einmal im Urlaub oder zu Hause ausprobieren, bevor Sie mehr wagen.

Machen Sie sich keine Sorgen, was Ihre Umgebung – Ihr Partner, Ihre beste Freundin – denken könnte. Auf das überraschte „Du hast dich aber verändert!" werden recht bald Lob, Komplimente und Respekt für Ihren Mut zur Veränderung folgen. Drastische Veränderungen sind nichts für Sie – lassen Sie sich deshalb zu nichts zwingen und nehmen Sie die Veränderungen ganz allmählich, Schritt für Schritt vor.

Wie wirke ich auf andere?

Wissen Sie nicht recht, zu welchem Typ Sie sich zählen sollen? Vereinigen Sie möglicherweise einzelne Merkmale aller vier Typen auf sich? Dann fragen Sie doch einmal Ihren Partner oder die beste Freundin, wie sie Sie sehen. Das kann Ihnen interessante Aufschlüsse geben und bringt Sie ein Stück weiter auf dem Weg zu Ihrer Traumfrisur.

Zehn Schritte zur haarigen Selbstanalyse

Die folgenden zehn Schritte helfen Ihnen, die für Sie ideale Frisur zu finden. Legen Sie sich Papier und Bleistift bereit und starten Sie zur haarigen Selbstanalyse!

Schritt 1. Beginnen Sie in Ruhe mit ein paar grundsätzlichen Überlegungen: Wen sehen Sie, wenn Sie in den Spiegel schauen? Wie lange tragen Sie Ihre Frisur schon? Können Sie sich eine Veränderung vorstellen? Wünschen Sie sich insgeheim, jemand anderes zu sein? Gibt es eine Facette Ihrer Persönlichkeit, die Sie stärker ausleben wollen? Vielleicht versteckt sich die energiegeladene Powerfrau in Ihnen einfach nur unter braven langen Haaren? Nehmen Sie ein paar Zeitschriften und reißen Sie die Bilder heraus, die Ihrer Wunschvorstellung von sich selbst entsprechen. Überlegen Sie: Wer bin ich für meinen Partner? Wie sieht mich meine beste Freundin? Passt meine Frisur von vor fünf Jahren immer noch zu der Frau, die ich heute bin?

Schritt 2. Legen Sie Ihren Typ fest (siehe Seite 14–17). Sehen Sie sich als Luxusorientierte? Oder Mutige? Oder Unkomplizierte? Oder sind Sie doch eher vorsichtig?

Schritt 3. Analysieren Sie den Ist-Zustand: Wie läuft Ihr Leben ab? Sind Sie mit Ihrer gegenwärtigen Situation zufrieden? Welche Bedürfnisse bleiben unerfüllt? Die schonungslose Analyse kann helfen, mit alten Vorurteilen sich selbst gegenüber aufzuräumen. Mag sein, dass vor einer Typveränderung erst einmal ganz andere Dinge für Sie von Bedeutung sind. Vielleicht haben Sie schon lange eine Diät geplant oder möchten sich beruflich verändern. Seien Sie ehrlich zu sich, es geht hier allein um Sie.

Schritt 4. Von einer realistischen Einschätzung Ihrer gegenwärtigen Situation ausgehend, sollten Sie sich ein paar Gedanken zu Ihrem Haartyp machen. Wie schätzen Sie Ihre Haarqualität ein? Machen Ihnen irgendwelche Haarprobleme zu schaffen? Reagieren Sie allergisch auf bestimmte Stoffe, etwa Haarfarben?

Schritt 5. Kleidung und persönlicher Stil sind wichtige Bausteine auf dem Weg zum richtigen Look. Sind Sie ein Jeans-und-Turnschuh-Typ? Dann könnte Ihnen alles, was viel Styling und Pflege benötigt, zu lästig werden. Verspüren Sie den Wunsch nach Luxus? Dann sollten Sie an einen variablen Schnitt denken, den Sie locker-natürlich, aber mit ein paar Handgriffen auch elegant und verführerisch stylen können.

Schritt 6. Betrachten Sie Ihre Proportionen von Stirn, Nase und Kinn. Je ausgewogener sie sind, desto kürzer können Sie Ihr Haar tragen. Bei extrem runden Gesichtern sollte die Frisur nicht zu flach anliegende Haarkonturen aufweisen. Bei sehr länglichen Gesichtern sind die Schnittlängen wichtig, damit ungünstige Gesichtsproportionen ausgeglichen werden.

Neben den Proportionen des Gesichts ist das Verhältnis Hals-Schulter von Bedeutung für Ihre neue Frisur. Ist der Hals sehr lang oder der Nacken extrem kräftig, lässt sich das mit dem richtigen Schnitt kaschieren. Fransen im Halsbereich können einen vollen Nacken gut umspielen, während Volumen am Oberkopf hilft, einen kurzen Hals optisch zu „verlängern". Wollen Sie Ihren schönen Hals betonen, sind Kurzhaarfrisuren toll, bei langem Haar Hochsteckfrisuren.

Schritt 7. Nicht zuletzt sind es Körpergröße und Figur, die Sie bei Ihrem Schnitt berücksichtigen sollten. Häufig geschieht es, dass kleine Frauen ihr Haar zu lang tragen (und so noch kleiner wirken). Oder aber sehr große Frauen tragen einen kleinen Pilzkopf (wodurch der Kopf noch winziger erscheint). Berücksichtigen Sie also Ihre Statur, auch wenn diese nur in den seltensten Fällen so ausgeprägt ist, dass sich bestimmte Frisurenwünsche nicht realisieren lassen.

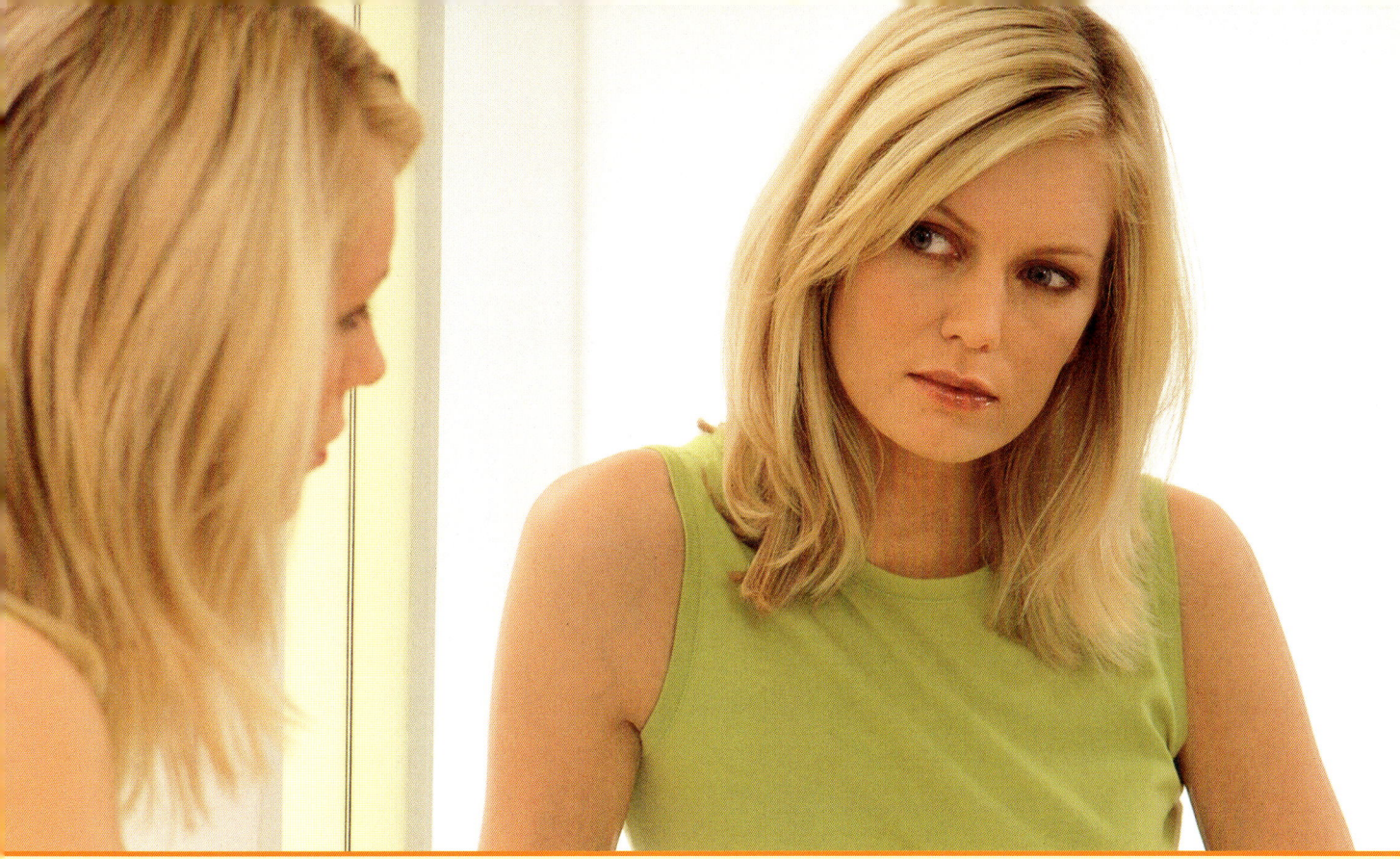

Ein kritischer Blick in den Spiegel hilft, die Weichen auf dem Weg zur Wunschfrisur richtig zu stellen.

Schritt 8. Eine Vorüberlegung für Ihren neuen Haarschnitt sollte die Frage sein, ob Sie eher ein „Haarschnitttyp" oder ein „Haartyp" sind. Der Haarschnitttyp hat Spaß am Schnitt mit immer neuen Schnittdetails und Lust auf Experimente. Der Haartyp zeigt sein Haar gern in seiner ganzen Pracht und benötigt einen Haarschnitt eigentlich nur zur Pflege der Spitzen.

Schritt 9. Ein wichtiger Punkt, den Sie nicht unterschätzen sollten, ist die Auflistung von Frisuren, die Ihnen gar nicht gefielen, oder Hairstylings, die Sie ausprobiert, aber abgelehnt haben. Vielleicht empfiehlt Ihnen Ihr Friseur ausgerechnet die Frisur, die Sie noch nie an sich mochten, weil sie gerade up to date ist.

Trauen Sie sich, Nein zu sagen, und denken Sie daran: Ihr Geschmack und Ihre Vorlieben entscheiden.

Schritt 10. Ausgehend von diesen Überlegungen können Sie einiges über die Art der für Sie idealen Veränderung sagen und ein Fazit ziehen. Oft sind es nur Kleinigkeiten – ein paar Zentimeter weniger für Ihren Kurzhaarschnitt, eine Farb- oder Volumenwelllösung für die Traummähne oder der Wechsel von Lang zu Halblang –, die Ihr Haar voll zur Entfaltung kommen lassen. Setzen Sie Ihre Ideen in die Tat um, egal ob im heimischen Bad oder beim Friseur. Vielleicht ist Ihre erste Verwandlung ja der Auftakt zu lebenslanger Beauty-Mobilität?

Lang oder kurz – was steht mir?

„Das steht mir nicht!" Dieser Satz blockiert leider häufig auf dem Weg zu einem neuen Auftritt. Mag sein, dass Ihr alter Kurzhaarschnitt lediglich die falschen Proportionen für Ihr Gesicht hatte. Aber das lässt sich ändern. Denn jeder Typ ist beauty-flexibel.

Ihnen steht mehr, als Sie glauben!

Die alten Vorstellungen, dass ein herzförmiges Gesicht nur mit kurzen Fransen schön wirkt oder dass ein schmales Gesicht keine langen Haare verträgt, sind längst überholt. Jedes Gesicht hat seine Reize, sie müssen nur richtig in Szene gesetzt werden.

OPTIMALES HAAR?

Immer wieder geben sich Frauen mit einer phantastischen Naturkrause alle Mühe, diese glatt zu föhnen. Schade. Oder aber sie haben feines, poröses Haar, das sie lieber gar nicht stylen, als dem Haar noch mehr Stress zuzumuten. Falsch. Feines Haar kann beispielsweise durch eine Volumenwelle Stand bekommen. Ebenso kann eine Naturwelle mit den richtigen Pflegeprodukten und einem Schnitt, der nicht zu kleine Stufen aufweist, sich zu ganzer Schönheit entfalten. Kommen Sie Ihrer Natur entgegen!

PERSÖNLICHE VORLIEBEN

Kämmen Sie Ihr nasses Haar nach dem Waschen zurück und betrachten Sie sich im Spiegel. Welche individuellen Merkmale prägen Ihr Gesicht? Ausdrucksvolle Augen? Markante Wangen-knochen? Ein voller Mund? All dies sind Eigenheiten, die Sie bei der Wahl Ihrer neuen Frisur berücksichtigen sollten.

Betrachten Sie sich zunächst von vorn und drehen Sie sich dann ins Profil. Überlegen Sie, was Sie gern betonen möchten. Als Faustregel gilt: Je fröhlicher der Gesichtsausdruck ist, je gleichmäßiger die Proportionen von Stirn, Nase und Kinn sind, desto kürzer können Sie Ihr Haar tragen. Beziehen Sie in Ihre Erwägungen auch Ihre persönlichen Vorlieben mit ein: Wenn Sie gerade ein Langhaarfan sind, aber noch nicht den richtigen Schnitt dafür gefunden haben, sollten Sie sich nicht zum vermeintlich pfiffigeren Kurzhaarschnitt entschließen. Wenn Sie aber Ihr langes Haar sowieso meist zu einem Zopf gebunden tragen, könnte ein Kurzhaarschnitt richtig für Sie sein.

VERFÜHRERISCH: LANGES HAAR

Neben einer gewissen Körpergröße ist eine der wichtigsten Voraussetzungen für langes Haar, dass es durch regelmäßiges Schneiden der Haarspitzen gesund und kräftig erhalten wird. In den letzten Jahren sind Pflegeformeln entwickelt worden, mit denen Sie Ihre Haare innerhalb von ein paar Wochen mühelos auf Hochglanz bringen. Haben Sie Lust, Ihr Haar heute lockig und übermorgen seidig glatt zu tragen? Ihr Friseur zeigt Ihnen gern den richtigen Umgang mit modernen Stylingwerkzeugen. Damit bringen Sie Ihr langes Haar herrlich zur Geltung.

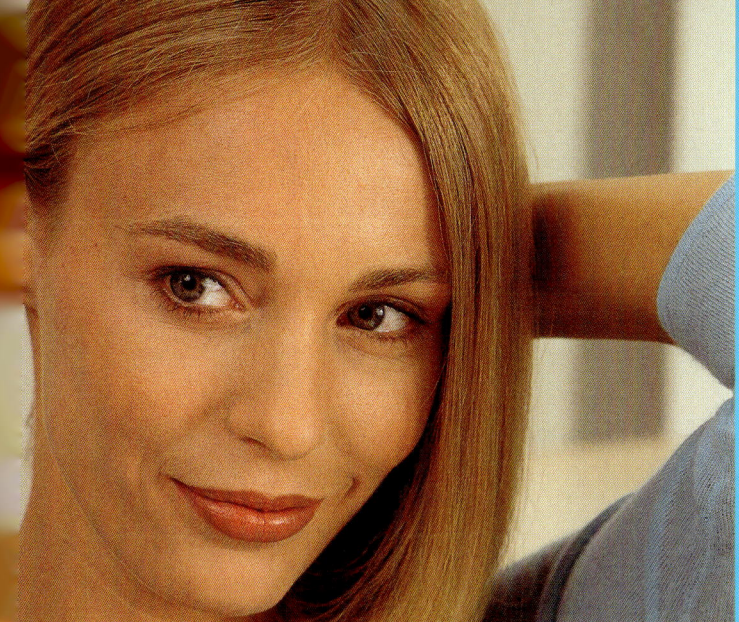

Welche Haarlänge passt zu mir? Spielen Sie die verschiedenen Möglichkeiten doch einmal durch!

ALLESKÖNNER: HALBE LÄNGE

Die „halbe Länge" ist ein Allround-Talent. Schwierige Gesichtspartien lassen sich mit einer halben Länge ideal ausgleichen. Gut auch für ein eher strenges Gesicht – mit ein paar großzügigen Stufen wirkt es weicher. Bei einem sehr langen Hals sollte man darauf achten, nicht zu kurz zu werden: Ideal ist eine Länge zwischen Kinn und Schulter. Darüber hinaus ist die halbe Länge ein echtes Stylingtalent – richtig geschnitten, sitzt die Frisur viele Wochen und macht alles mit.

FRECH: DER KURZHAARSCHNITT

Wer sein Haar kurz trägt, mag sein Gesicht und zeigt es der Welt. Doch Vorsicht: Lassen Sie Ihr Haar nicht zu kurz schneiden! Zu kurz ist bei feinem Haar problematisch – es wirkt noch feiner, da es kein Volumen entwickeln kann. Mit einer gewissen Länge des Deckhaares können Sie leicht mehr Volumen vortäuschen.

TIPP

Haare wachsen lassen

➤ Wenn Sie Ihr Haar wachsen lassen wollen, sind nur Schnittkorrekturen empfehlenswert, kein Neuschnitt. Lassen Sie vom Friseur einen „halben Schnitt" machen, bei dem die Haare auf eine Länge kommen, indem entweder nur der Nacken oder nur der Vorderkopf geschnitten wird.

➤ Passen Sie Ihre Haarpflege der veränderten Haarlänge an. Verwenden Sie Anti-Spliss-Fluids, die das Haar schließen und gegen die vermehrte mechanische Belastung schützen, damit es gesund länger werden kann.

➤ Lassen Sie Haar, das bereits vorgeschädigt oder porös ist, nicht wachsen – es wird dadurch nicht schöner. Hier müssen die porösen Längen bis auf die gesunde Substanz gekürzt werden, das sind meist nur ein bis drei Zentimeter. Erst dann kommt der Langhaarspaß!

➤ Gutes Hilfsmittel gegen Haarfrust: Tönungen oder Farbreflexe bringen positive Beauty-Impulse und erleichtern den Übergang zu mehr Länge.

➤ Warten Sie nicht auf das Aha-Erlebnis, wenn Ihr Haar endlich die Traumlänge hat. Nicht jedes Haar entwickelt sich zu einer Traummähne. Vielleicht ist Ihre gegenwärtige Übergangslänge für Sie ideal.

Beautystory —
Frisur als Imagefaktor

Sie sind eigentlich zufrieden mit Ihrer Frisur, wünschen sich aber ein klein wenig mehr Pep? Dann probieren Sie doch eine leichte Veränderung, so wie Marzena in dieser Beautystory. Der kurze, freche Look stimmt, nur ein bisschen frischer Wind soll hinein.

Selbstbewusst und frech

Marzena ist eine beruflich sehr engagierte, kreative Frau. Sie weiß, was ihr steht, und zählt sich klar zum Typ der Unkomplizierten. Ihr Äußeres ist ihr wichtig. Sie ist trendbewusst, macht aber nicht gleich jeden neuen Trend mit und wünscht sich auch keine radikale Veränderung. Dabei achtet sie durchaus auf einen aktuellen Schnitt, denn sie interessiert sich für Mode und Beauty. Doch neben der Haarpflege hat sie noch eine Menge anderer wichtiger Dinge zu tun. Der Schnitt muss deshalb in erster Linie praktisch sein. Vor allem beim morgendlichen Frisieren will Marzena keine unnötige Zeit verlieren; das Styling darf deshalb nicht zu kompliziert und auf keinen Fall zeitaufwändig sein.

Seit sie sich mit Anfang 20 von ihren langen Haaren trennte, die sie seit ihrer Kindheit getragen hatte, ist Marzena mit ihrer Kurzhaarfrisur sehr zufrieden. Die junge Frau setzt bewusst auf ihr kurzes, dunkles Haar, und es steht ihr auch ausgezeichnet, da ihre Gesichts- und Körperproportionen insgesamt ausgewogen und harmonisch sind. Der kurze, freche Schnitt unterstreicht ihr selbstbewusstes Auftreten.

Marzenas Vorteil: Sie hat gesunde, extrem dicke Haare, die allerdings – ein kleiner Nachteil – durch den richtigen Schnitt im Zaum gehalten werden müssen. Das dicke Haar wird schnell zu schwer, wenn es wächst, was das Styling sehr langwierig und kompliziert macht.

DIE AUSGANGSSITUATION

Marzenas Kurzhaarschnitt ist herausgewachsen und dadurch zu kompakt geworden. Er muss wieder in Form gebracht werden, der lässige, fransige Charakter soll wiederhergestellt werden. Beim Schneiden ist zu berücksichtigen, dass die Naturwelle das Styling gelegentlich erschwert.

Die schöne dunkle Naturhaarfarbe ist durch starke Sonneneinstrahlung und eine tägliche Dosis Salzwasser im Urlaub ein wenig ausgeblichen: zu einem eher ausdruckslosen, hellen Braun. Marzena wünscht sich deshalb eine gezielte Farbveredelung, die für mehr Glanz sorgen soll.

WAS RÄT DER PROFI?

Marzenas Kurzhaarschnitt ist bestens geeignet, um ihre Persönlichkeit zur Geltung zu bringen. Daran sollte sie auch nichts ändern. Um die dicken Haare und die Naturwelle wieder leichter frisierbar zu machen, empfiehlt es sich, das Haar in sich durchzustufen und längere, fransige Partien rund um das Gesicht einzuarbeiten. Die Stufen sollten regelmäßig nachgeschnitten werden. Dabei sind viele Varianten denkbar: mal etwas länger, mal etwas kürzer, mal mehr Fransen, mal weniger – all das kann man mit der Zeit ausprobieren und damit die Frisur lange Zeit aktuell und immer wieder neu erscheinen lassen.

Um den Haaren wieder mehr Glanz und Frische zu geben, ist eine Softtönung in Schokobraun empfehlenswert, die für tollen Ausdruck sorgt, ohne den Charakter der Naturhaarfarbe zu verändern.

DER SCHNITT

Wichtig ist es, das gesamte Haar in sich durchzustufen, damit es harmonisch ineinander fließt und nicht mehr so kompakt fällt. Die weichen, ausgefederten Spitzen und gepointeten Partien sorgen für eine softe, spielerische Kontur. Beim Pointen werden mit der Schere kleine „Dreiecke" ins Haar geschnitten, wodurch unterschiedlich lange Spitzen entstehen, die weicher ineinander fallen als bei stumpf geschnittenem Haar – eine ideale Technik für schweres Haar und eine gute Grundlage für ein effektives, zeitsparendes Styling. Der Pony wird eher kürzer geschnitten, um die ausdrucksvolle Augenpartie von Marzena zur Geltung zu bringen. Ein fedrig geschnittener, etwas längerer Nacken betont den schönen Schwung des Halses.

Die Haare bleiben immer noch lang genug, um mehrere Varianten beim Frisieren zuzulassen: mal frech nach vorn, mal elegant nach hinten, mal glatt an den Kopf frisiert, mal einfach mit den Fingern und viel Gel durchgewuschelt.

FARBE

Der Kontrast von Marzenas dunklem Haar zu ihrer von Natur aus eher hellen Haut wirkt sehr apart. Zur Unterstützung des Kontrastes wird die Softtönung in Schokobraun wie eine Haarkur aufgetragen und nach etwa zehn Minuten Einwirkzeit wieder ausgewaschen.

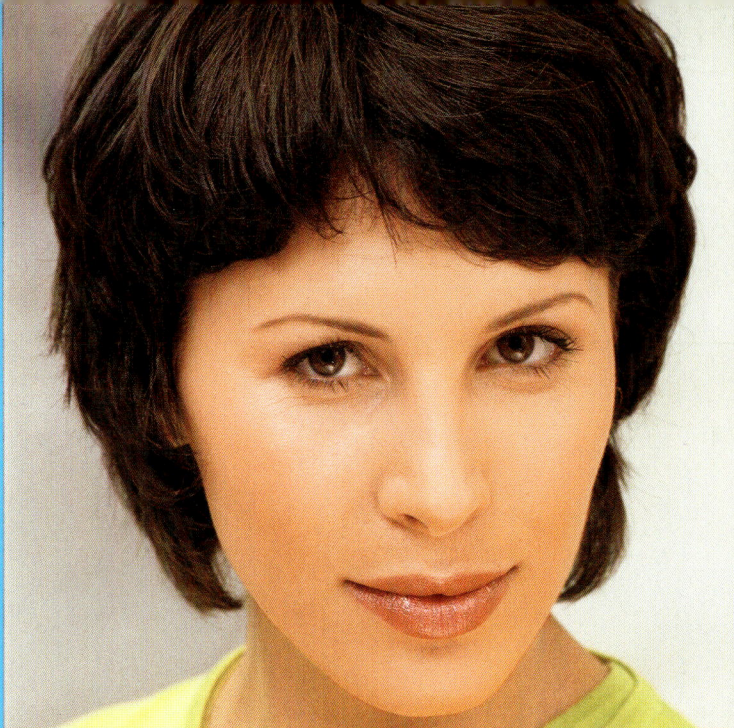

Die Ausgangssituation: Marzenas Kurzhaarschnitt ist nachgewachsen. Nun soll ein wenig frischer Wind hinein.

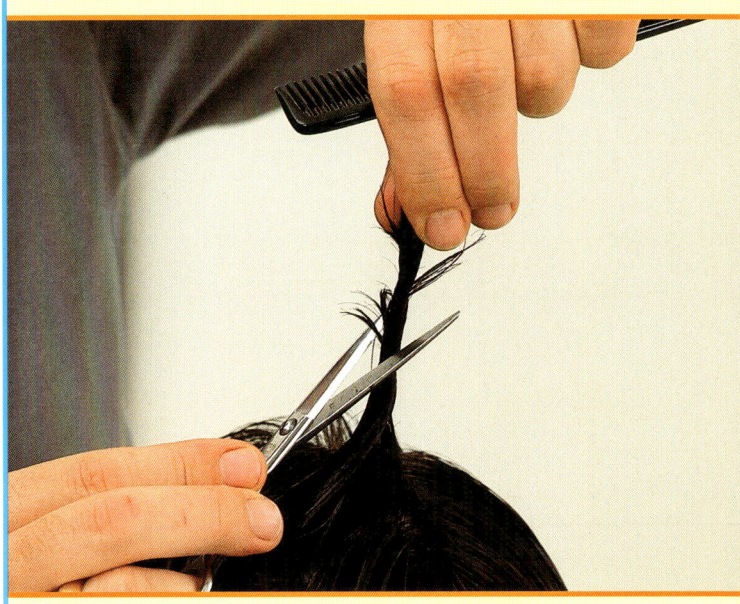

Die Haare werden nur leicht gekürzt und in sich gestuft. Die Spitzen werden fransig geschnitten.

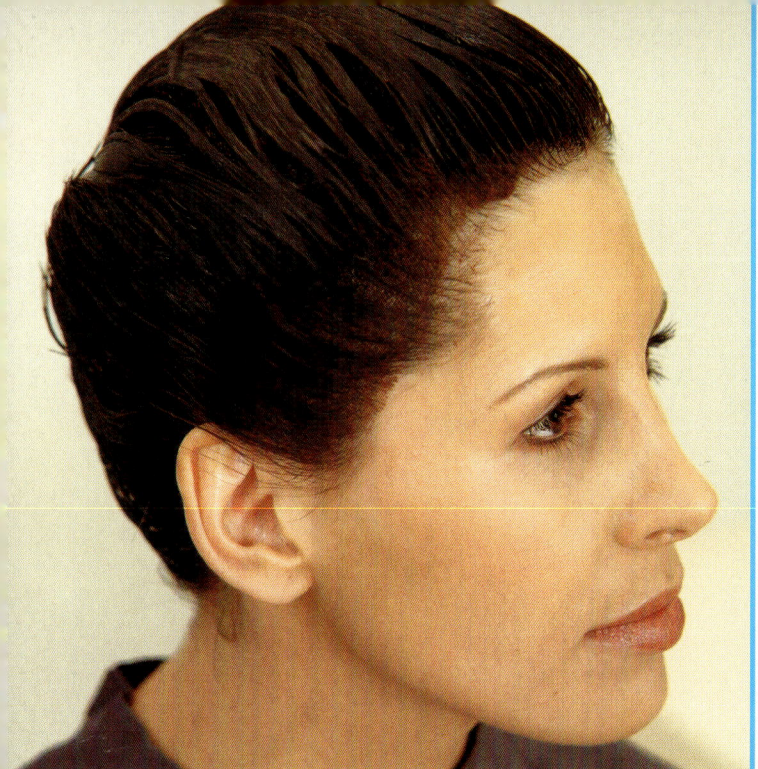

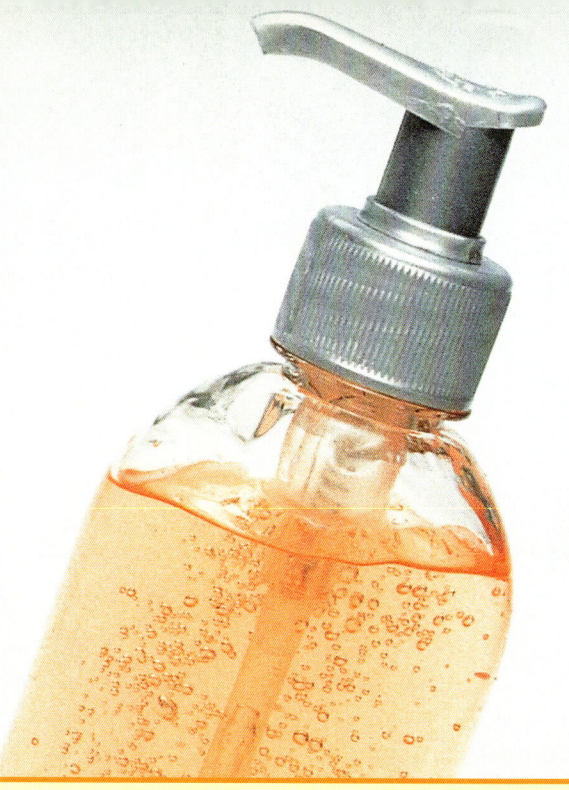

Zehn Minuten Einwirkzeit braucht die Softtönung, um ihre Wirkung zu entfalten.

Für das einfache Styling genügt ein wenig Föhnfestiger, der dem Haar Halt verleiht.

Um den Farbcharakter zu erhalten, sollten bei der Pflege zu Hause einmal wöchentlich nach der Haarwäsche eine Haarkur mit Feuchtigkeit spendenden Inhaltsstoffen und eine Softtönung in Schokobraun gemischt und wie eine normale Haarkur ins Haar gegeben werden. Pflege und Farbveredelung werden so bei der Haarpflege kombiniert.

STYLING

Zehn Minuten für das tägliche Styling müssen reichen. Eine Sache von wenigen Minuten und noch dazu unkompliziert ist das Styling mit den Fingern: Nachdem das Haar gründlich mit dem Föhn angetrocknet wurde, ein wenig Föhnfestiger ins Haar geben, der für Halt sorgt, ohne dem Haar seinen natürlichen Schwung zu nehmen. Das Haar mit auflockernden Fingerbewegungen am Ansatz trocknen, dabei immer wieder durchschütteln und mit dem Föhn kreuz und quer drübergehen. Anschließend fürs leichte Modellieren mit den Fingerspitzen ein wenig Softwachs im Haar verteilen – fertig! Bei diesem Schnitt darf die Frisur ruhig lässig, ein wenig zerzaust und nicht zu perfekt sein. Dann ist es genau richtig.

WAS SAGT DIE KUNDIN?

Marzena ist mit dem Ergebnis (Foto rechte Seite) rundum zufrieden. Der Schnitt sitzt jetzt wieder und ermöglicht ein schnelles, perfektes Styling. Besonders gefällt ihr, dass ihre dunklen Haare einen tollen, sehr natürlichen Glanz bekommen haben.

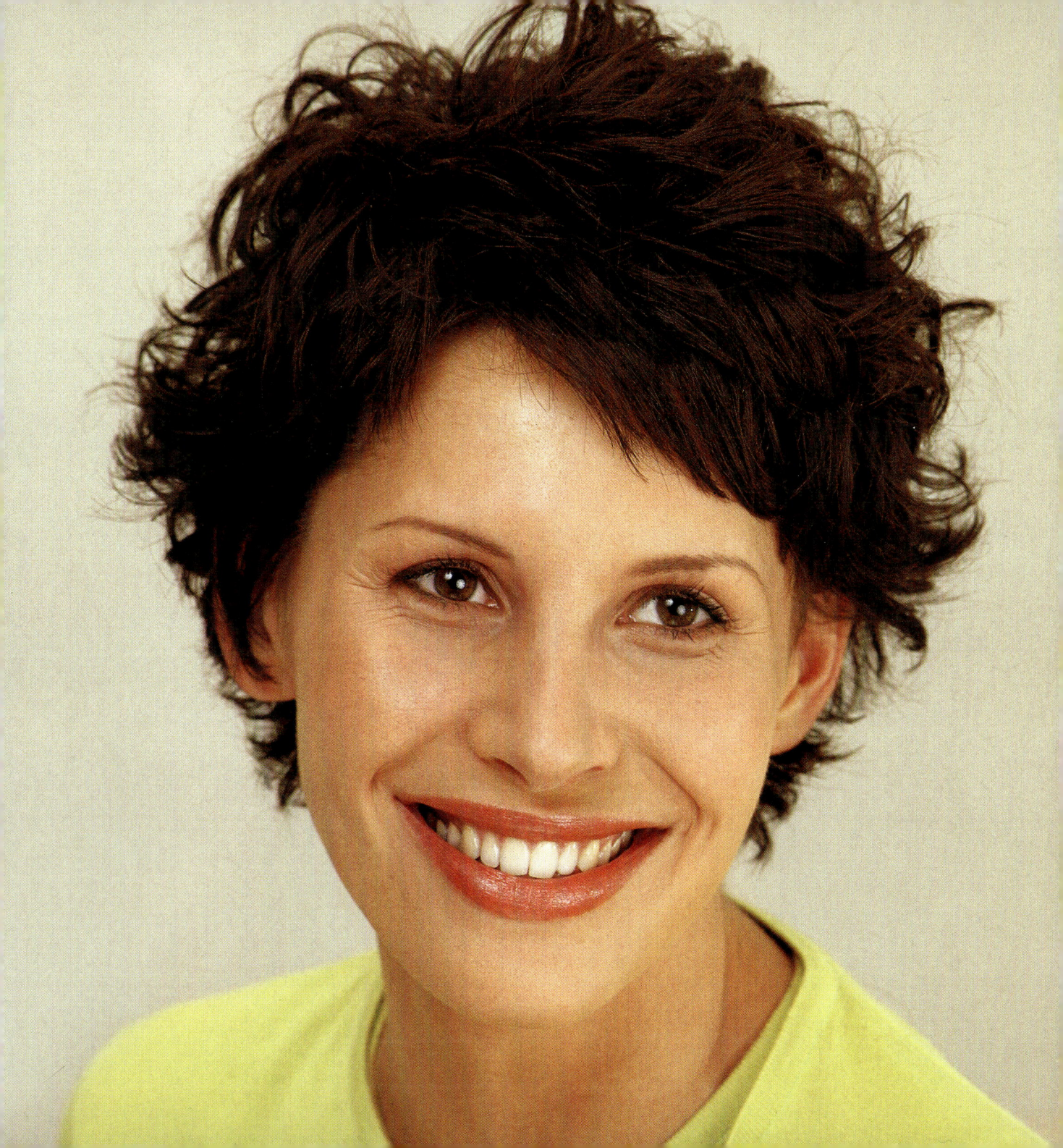

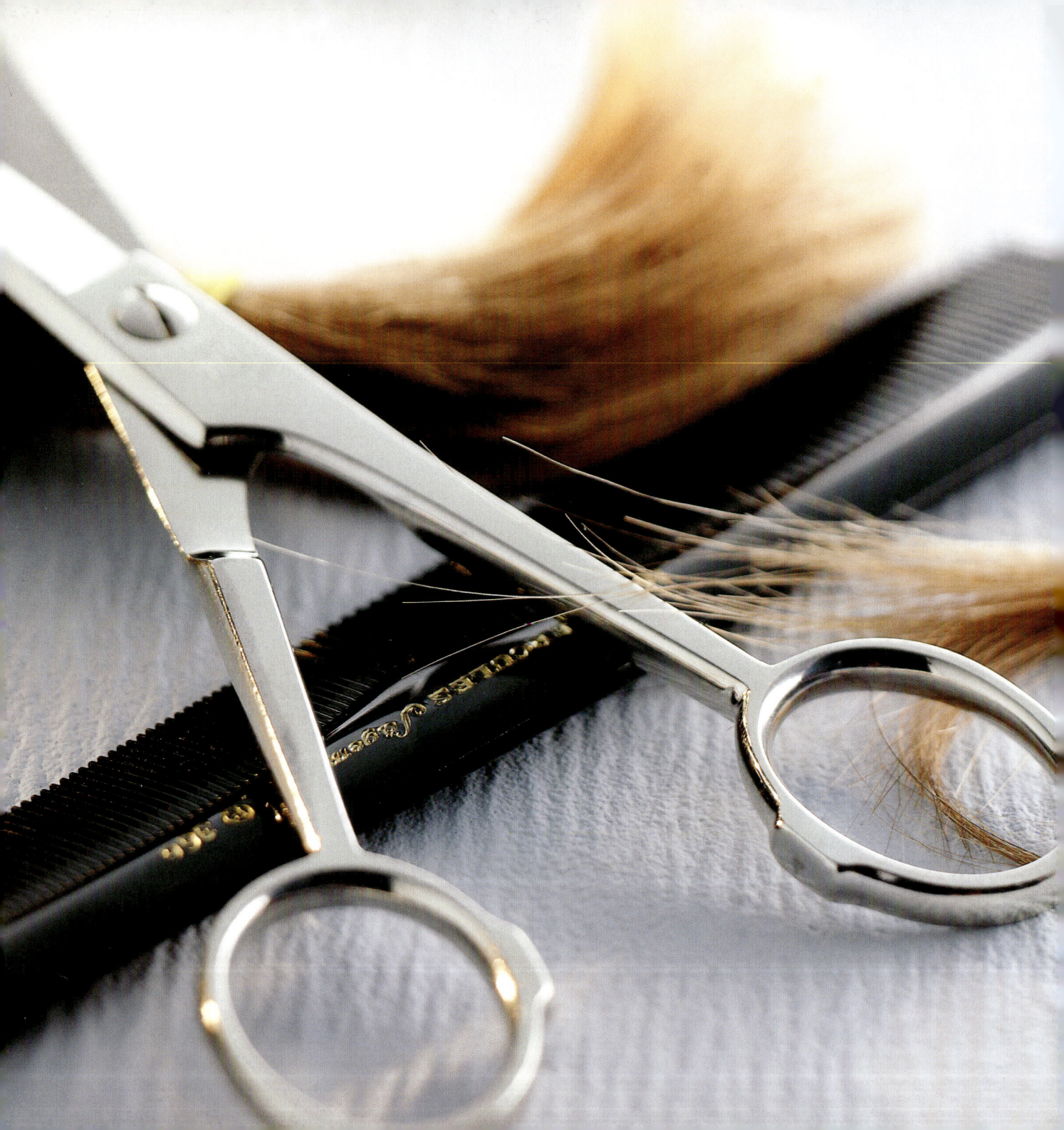

VERÄNDERUNG MACHT SPASS

Wechsel und Wandel gehören mit zum Leben, und das ist gut so. Denn was könnte **spannender** sein als die eigene **Entwicklung** und **Verwandlung?** Wenn Sie Lust auf einen neuen Look oder eine neue Frisur verspüren: nur **Mut zur Veränderung!**

Schluss mit dem Haarfrust

Fast jeder erlebt es irgendwann einmal – die Frisur ist schwierig zu föhnen und sträubt sich widerspenstig gegen das gewünschte Styling, die Dauerwelle kräuselt sich zu sehr, das Haar hat unter Farbbehandlungen gelitten. Keine Sorge: Hier sind einige Tipps, die Ihnen helfen, mit Ihren Haaren wieder ins Reine zu kommen.

PROBLEME MIT DEM STYLING? NEIN, DANKE!

Jeder noch so gute Haarschnitt macht wenig Freude, wenn Sie Schwierigkeiten mit dem Styling haben. Spätestens sechs bis acht Wochen nach einem Friseurbesuch müssen Sie damit rechnen, dass sich die Proportionen eines Schnittes verändern. Sie merken es am erhöhten Stylingaufwand: Sie föhnen, stylen, bürsten, doch die Haare fallen anders als gewünscht. Ein guter Haarschnitt lässt lange Zeit problemloses Stylen zu, doch spätestens drei Monate nach dem Schnitt ist es Zeit, die Konturen nachbessern zu lassen.

WENN SICH DIE DAUERWELLE ZU SEHR WELLT

Ist eine Dauerwelle zu kraus geworden, hilft Folgendes: Nehmen Sie eine Intensivkur auf Weizenkeim- oder Maiskeimölbasis und kämmen Sie diese mit einem feinen Kamm ins feuchte Haar. Nehmen Sie alle Haare fest nach hinten und binden Sie sie zu einem Zopf zusammen. Lassen Sie die Kur etwa 10 bis 20 Minuten einwirken und spülen Sie sie dann gut aus. Durch diese Anwendung, die sich zwei- bis dreimal wiederholen lässt, wird die Krause ein wenig geglättet und das Haar zudem gepflegt.

WENN DIE FARBE UNERWÜNSCHTE SPUREN HINTERLÄSST

Was auf der Packung stand, hörte sich viel versprechend an, doch das Gold-Walnussbraun entwickelte auf Ihrem mittelblonden Haar einen kräftigen Rotstich. Wie das passieren konnte? Bei Brünetten wirkt eine Tönung eben anders als bei Blonden, und wieder anders fallen die Farbergebnisse bei vorbehandeltem Haar aus. Was tun? Am einfachsten ist das Spiel mit Tönungen, wenn Ihr Haar nicht vorbehandelt ist. Lassen Sie sich unbedingt bei Ihrem Friseur beraten, welche Farbe für Sie geeignet ist.

Meist sieht ein Farbunfall schlimmer aus, als er in Wirklichkeit ist. Sind beispielsweise goldige oder orangehaltige Colorationen oder auch eine Blondierung nicht hell genug geraten, können Sie eine Silbertönung, wie sie für graues Haar angeboten wird, benutzen. Das neutralisiert ein wenig. Bei Softtönungen hilft ganz einfach mehrmaliges Haarewaschen. Dann sollten Sie allerdings Shampoos mit hohem Feuchtigkeitsgehalt oder Zusätzen wie Aloe Vera oder Proteinen benutzen. Sonst nimmt Ihr Haar Ihnen das häufige Waschen womöglich übel.

Hat die Haarfarbe im Gesicht unerwünschte Spuren hinterlassen, heißt es schnell reagieren: Reiben Sie die Farbe sogleich mit Farbentferner oder auch Zigarettenasche ab und entfernen Sie sie mit warmem Wasser von der Haut.

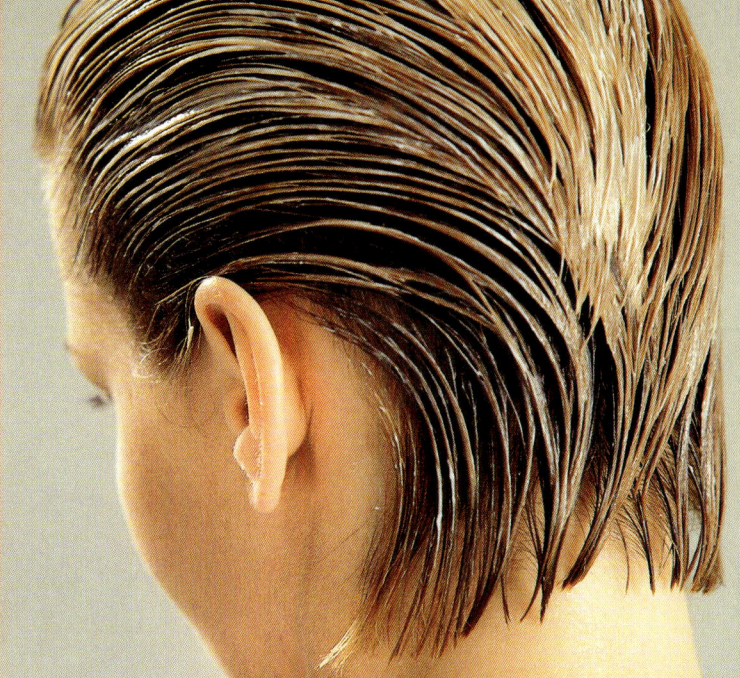

WENN SIE UNTER HAARAUSFALL LEIDEN

Von den etwa 100 000 Haaren, die wir auf dem Kopf tragen, verlieren wir täglich 60 bis 100 Stück. Das ist ganz normal und Teil des natürlichen Haarwechsels. Eine Haarwurzel produziert im Laufe ihres Lebens etwa zehn bis zwölf Haare, die jeweils eine durchschnittliche Lebensdauer von maximal sieben Jahren haben. Regelmäßige Kopfhautmassagen zum Beispiel mit Teebaumöl (bei fettigem Haar) und Jojoba- oder Weizenkeimöl (bei trockenem und porösem Haar) fördern die Durchblutung der Kopfhaut und sorgen für ihre Gesunderhaltung.

Sollten Sie jedoch feststellen, dass Sie plötzlich wesentlich mehr Haare als gewohnt verlieren, können krankhafte Veränderungen, etwa hormonelle Störungen, die Ursache sein. Auch Kopfhautreizungen oder allergische Reaktionen sind ein Fall für den Dermatologen und kein kosmetisches Problem. Zögern Sie nicht, zum Arzt zu gehen, denn nur gesundes Haar ist schönes Haar.

WENN DIE HAARSTRUKTUR NICHT STIMMT

Verschiedene Farbbehandlungen, tägliches Föhnen und Stylen – all das kann mit der Zeit Spuren am Haar hinterlassen. Wenn mechanische und chemische Belastungen zusammenkommen, bedeutet das extremen Stress für Ihr Haar. Es wird porös und kraftlos. Doch so weit sollte es gar nicht erst kommen: Durch gezielte Pflege mit Haarkuren und Produkten, die beispielsweise Panthenol oder Jojobaöl enthalten, können Sie viel zur Verbesserung der Haarstruktur tun.

Gesucht, gefunden — der richtige Friseur

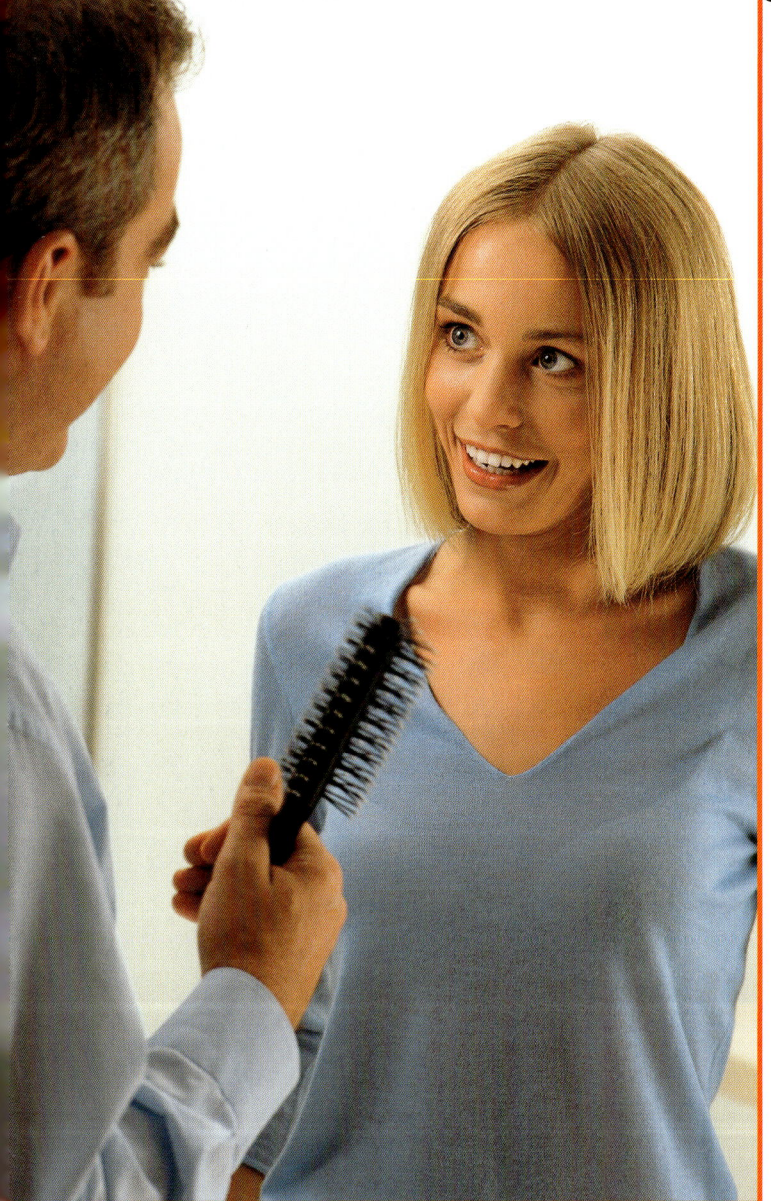

Stimmen Chemie und Kompetenz? Bei einem Beratungsgespräch finden Sie heraus, ob Sie in guten Händen sind.

Er kann Ihr persönlicher Beauty-Verbündeter werden: der richtige Friseur. Voraussetzung ist, dass er weiß, worauf es Ihnen ankommt.

Bevor es zum Friseur geht

Vielleicht bekommen Sie ja beim Lesen dieses Buches Lust auf etwas Neues? Wenn Sie eine Vorstellung davon haben, in welche Richtung die Veränderung gehen soll, fehlt nur noch der richtige Friseur. Auf Empfehlungen von Freundinnen oder Tipps aus Zeitschriften ist nicht unbedingt Verlass. Was jemand anderem gefällt, muss für Sie noch lange nicht optimal sein. Auch der Bekanntheitsgrad eines Friseurs sagt nicht immer etwas über seine Qualität aus. Ein guter Ruf, der früher erworben wurde, muss durch ständige Fortbildung aufrechterhalten werden, denn mit veralteten Techniken lässt sich kaum ein zeitgemäßes Ergebnis erzielen.

AUF DER SUCHE NACH DEM RICHTIGEN

Ein bisschen Mühe sollten Sie sich bei der Suche nach dem richtigen Friseur schon geben. Bevor Sie der erstbesten Empfehlung folgen und Ihren neuen Look jemandem anvertrauen, mit dem Sie noch keine Erfahrungen gemacht haben, stöbern Sie lieber ein bisschen herum. Gehen Sie durch Ihre Stadt und schauen Sie sich verschiedene Salons von außen an. Welcher sieht ansprechend aus? Glauben Sie, dass Sie sich darin wohl fühlen könnten?

Lassen Sie sich Zeit, überlegen Sie. Wählen Sie dann die drei Salons aus, die Ihnen am ehesten zugesagt haben, und vereinbaren Sie hier einen Beratungstermin. Ein kurzes Consulting, das in den meisten Fällen gratis ist, macht jeder Friseur gern. Sprechen Sie einen neuen Schnitt an. Hört man Ihnen zu? Macht man Ihnen gute Vorschläge? So können Sie rasch feststellen, ob „die Chemie stimmt".

KOMMUNIKATION IST ALLES

Ihr Friseur gestaltet das Haar – und hat damit auch maßgeblichen Einfluss auf Ihr Image. Schildern Sie Ihre Vorstellungen, erzählen Sie auch von eventuellen negativen Frisurerlebnissen in der Vergangenheit und beschreiben Sie die persönlichen Vorlieben, die Ihrem Typ entsprechen. Scheuen Sie sich nicht, Ihrem Friseur anhand von Frisurenbildern Ihre Vorlieben und Abneigungen zu erläutern! Fragen Sie außerdem direkt nach, wenn Sie etwas nicht verstehen, das beugt Missverständnissen vor (dazu auch Seite 33).

FRISEURTREUE – JA ODER NEIN?

Eine zufriedene Kundin, die über Jahre hinweg wieder kommt und regelmäßig zufrieden den Salon verlässt, ist Wunschtraum eines jeden Friseurs. Doch eine Beziehung, die viel versprechend begonnen hat, muss nicht immer ideal bleiben. Wenn das Team die nötige Aufmerksamkeit vermissen lässt – haben Sie keine Skrupel, den Friseur zu wechseln. Oft hilft auch die direkte, gezielte Ansprache. Wenn Sie etwas vermissen: Sprechen Sie mit Ihrem Friseur darüber.

Daran erkennen Sie einen guten Friseur

➤ Technisches Wissen und perfekt geschulte Mitarbeiter, die immer auf dem neuesten fachlichen Stand sind, sollten eigentlich eine Selbstverständlichkeit sein.

➤ Ist das Team freundlich?

➤ Ist der Salon sauber und herrschen hygienische Arbeitsbedingungen?

➤ Nimmt man sich Zeit für ein ausführliches Beratungsgespräch und konzentriert sich auf Sie? Hört der Friseur Ihnen zu und geht auf Ihre Ideen ein? Macht er Vorschläge und gibt Pflege- und Stylingtipps auch für zu Hause?

➤ Treffen Kritik oder auch Reklamationen auf offene Ohren? Jedem Friseur kann mal ein Fehler passieren – wichtig ist, wie er damit umgeht.

➤ Sie fühlen sich rundum wohl? Sicherstes Indiz dafür, dass Sie hier richtig sind. Ein Friseurbesuch soll schließlich eine Wohlfühlaktion und kein Stress sein.

Spaß am neuen Schnitt

Regeln zur Schnittveränderung

➤ Bereiten Sie die Veränderung langfristig vor, bringen Sie Fotos mit zum Friseur!

➤ Der Friseur ist auf Ihre Informationen angewiesen. Schreiben Sie sich Fragen und Anregungen auf.

➤ Nutzen Sie die Inspiration, die Sie bekommen, wenn Sie in Zeitschriften und Magazinen blättern. Doch erwarten Sie nicht, nach dem Friseurbesuch so auszusehen wie eines der Models auf den Fotos. Models repräsentieren eine ausgesuchte Minderheit, deren Alter 25 Jahre selten überschreitet.

➤ Überlegen Sie gut, bevor Sie sich zu einem radikalen Schnitt entscheiden: Gefällt Ihnen nichts mehr an Ihrer aktuellen Haarlänge? Oder wünschen Sie sich nur eine Verbesserung Ihres derzeitigen Schnitts?

➤ Lassen Sie sich Zeit und planen Sie eine Schnittveränderung langfristig. Gehen Sie nicht erst einen Tag vor der Hochzeit oder einem besonderen Ereignis zum Friseur. Rechnen Sie auch die Zeit mit ein, die Sie brauchen, um sich das richtige Styling anzueignen.

Ein neuer Schnitt ist immer etwas Aufregendes. Wird er so ausfallen, wie Sie es sich vorgestellt haben?

Achtung Trendfalle!

Der Trend bestimmt, was in Modezeitschriften beschrieben wird. Doch Ihr eigener Kopf kann sich schnell zur Trendfalle entwickeln, wenn Sie ihm zumuten, alles mitzumachen. Ihr Schnitt soll zu Ihnen und Ihren Bedürfnissen passen. Und die andern sich nicht so schnell wie der Trend.

STEP BY STEP

Wollen Sie sich Schritt für Schritt an einen neuen Schnitt herantasten? Wenn Sie überschulterlanges, glattes Haar haben, kann dies durch allmähliches Stufen langsam kürzer werden, indem man zu Beginn nur ein paar Stufen rund ums Gesicht setzt und dann nach und nach den gesamten Kopf stuft.

Falls Sie mit Ihrer aktuellen Haarlänge eigentlich zufrieden sind, sich aber ein paar Auffrischungen wünschen – nichts leichter als das. Geheimwaffe Nr. 1 ist die **Farbe.** Ein paar Farb-Highlights können Ihren Schnitt optisch grundlegend verändern. Kleine, spielerische Änderungen wie **Ponys** (von denen es zahllose Varianten gibt) bewirken eine Menge. Lassen Sie auch Ihren Nacken nicht unbeachtet. **Fransen** sind Zauberkünstler: Mal nach innen geföhnt, mal frech nach außen gedreht, so bekommt ein Schnitt im Handumdrehen einen

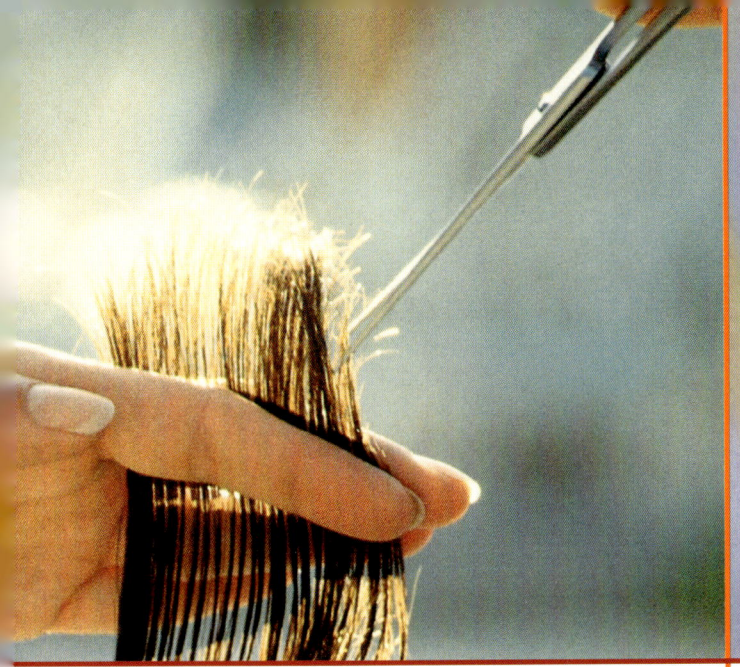

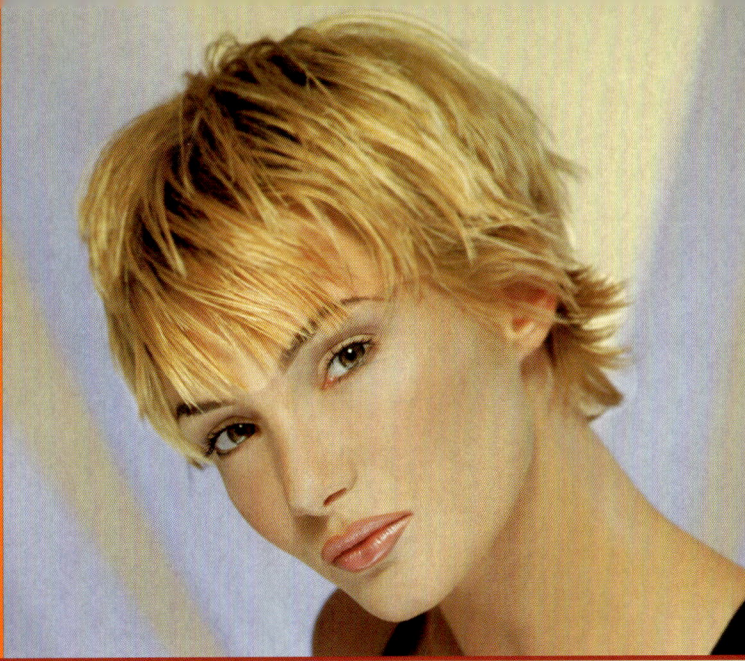

Nicht nur eine ganz neue Frisur, auch das Nachschneiden der Spitzen fällt auf: So wirkt jedes Styling wieder frischer.

Ein paar Auffrischungen gefällig? Farbige Highlights, Fransen und ein Pony sorgen für Abwechslung.

völlig anderen Charakter. Auch das **Styling** ist entscheidend. Wenn Sie es gewohnt sind, Ihr Haar immer glatt und glänzend zu tragen, kann Sie eine Veränderung des Stylings mit aufspringenden Locken und viel Volumen überraschen.

VORSICHT FRISEURSPRACHE!

Immer wieder passiert es, dass Kunden beim Friseurbesuch ihre Wünsche äußern und dennoch hinterher mit dem Ergebnis unzufrieden sind. Manchmal liegt das daran, dass der Friseur unter bestimmten Begriffen und Beschreibungen etwas ganz anderes versteht als der Laie. Um Missverständnisse in Zukunft auszuräumen, hier ein wenig „Friseursprache":

➤ **Stumpf geschnittenes Haar** bezeichnet gerade abgeschnittenes Haar, bei dem die Haarspitzen gerade gekürzt werden. Diese Technik wird zum Beispiel beim „Einlängenhaarschnitt" angewandt, bei dem alle Haare auf eine Länge gebracht werden.

➤ Das Gegenteil ist **gesoftet geschnittenes Haar.** Dabei werden die Haarspitzen unregelmäßig geschnitten, so dass sie weicher ineinander fallen.

➤ Von **angestuftem Haar** spricht man, wenn das Haar nur in bestimmten Bereichen, wie etwa im Nacken, leicht stufig geschnitten wird, damit es mehr Stand bekommt.

➤ **Gestuftes Haar** ist über den gesamten Kopf hinweg stufig geschnitten.

➤ Die stärkste Form der Stufung ist **fransig geschnittenes Haar,** dabei wird das Haar stark ausgedünnt.

➤ Auch in puncto **Kopfform** gibt es gelegentlich Missverständnisse, weil verschiedene Bereiche des Kopfes gemeint sind. Der **Vorderkopf** bezeichnet die direkte Frontalansicht mit den Haaren um die Stirn herum. Der **Oberkopf** ist die höchste Stelle des Kopfes. Der **Hinterkopf** bezeichnet den Bereich, in dem der Kopf sich wieder abneigt; er geht hinunter bis zum Hinterhauptbein. Danach kommt der **Nacken.**

Colours –
Mut zum Farbwechsel

Der Wunsch, die Farbe seines Haares zu verändern, ist kein Phänomen der Neuzeit. Schon die alten Römer ahmten das Blond der Germanen nach, indem sie sich Goldfäden ins Haar weben ließen. Heute können Sie aus einer fast unüberschaubaren Fülle schönster Farbnuancen wählen.

Auf den Ton kommt's an

Ihnen stehen viel mehr Haarfarben, als Sie sich vorstellen können. Klingt unglaublich? Stimmt aber. Sie können Rot, Blond, Schwarz oder Braun tragen. Kosten Sie das Abenteuer Farbe aus! Alles, woran Sie sich orientieren müssen, ist die zu Ihrem Typ passende Farbwelt.

FARBWELTEN

Zwei Farbwelten entscheiden, welche Nuancen für Sie die richtigen sind: Die kühle Farbwelt schließt alle Farben von Weißblond und Aschblond über Feuerrot und ein kühles Braun bis hin zu violettstichigem Aubergine und Schwarz ein. Die warme, auch „lebendig" genannte Farbwelt umfasst zum Beispiel Goldblond, Weizenblond, ein helles Kupfer, Schoko- und Walnussbraun. Jede Farbwelt beinhaltet also alle Schattierungen von Hell bis Dunkel.

MYTHOS BLOND

Blond ist in. Immer mal wieder kommt das Blond einer Marilyn Monroe oder einer Debbie Harry in Mode. Blond ist im Trend und ein Klassiker. Wenn Sie sich für Blond entscheiden, bevorzugen Sie wahrscheinlich ein weibliches, optimistisches, freundliches Image. Blond gibt es in zahllosen Facetten: Von Platin-,

Sand- und Muschel- bis hin zu Weizenblond bieten sich vielfältige Möglichkeiten. Vorsicht ist geboten, wenn Sie sich als Brünette für Blond entscheiden. Dann ist es wichtig, Make-up und Styling genau anzupassen. Je dunkler etwa die Augenbrauen im Verhältnis zum Haar, desto unnatürlicher wirkt das Blond. Auch wenn Sie erfolgreich „erblondet" sind, gilt es aufzupassen: Was mit ein paar Strähnen beginnt, kann nach und nach zu viel werden. Achten Sie darauf, bei der Nachbehandlung von blonden Farbreflexen nicht die ganze Haarbahn nachziehen zu lassen, sondern nur die Bereiche an den Ansätzen und am Oberkopf. Verwenden Sie dunklere Blondtöne im Nacken, hellere am Oberkopf – ganz wie die Natur.

ZEITLOSES BRÜNETT

Brünett ist natürlich, unkompliziert und setzt auf intelligentes Understatement statt auf grellen Auftritt. Der Ton zwischen Blond und Braun ermöglicht unglaublich viele Variationen. Er lässt sich hervorragend mit Nuancen aus Ihrer Farbwelt – ob kühl oder warm – aufpeppen. Überlegen Sie sich, wenn Sie von Natur aus oder als Grundfarbe ein Brünett tragen, welche Richtung Ihnen gefallen könnte: blond, rot, braun? Betonen Sie diese Nuance durch verschiedenfarbige Strähnchen. Auch ein Kupferton kann in brünettem Haar toll aussehen. Vorsicht vor dunkleren Strähnen! Sie sehen schnell künstlich aus, weil sie plastisch auf dem Haar liegen. Besser ist es hier, das gesamte Haar

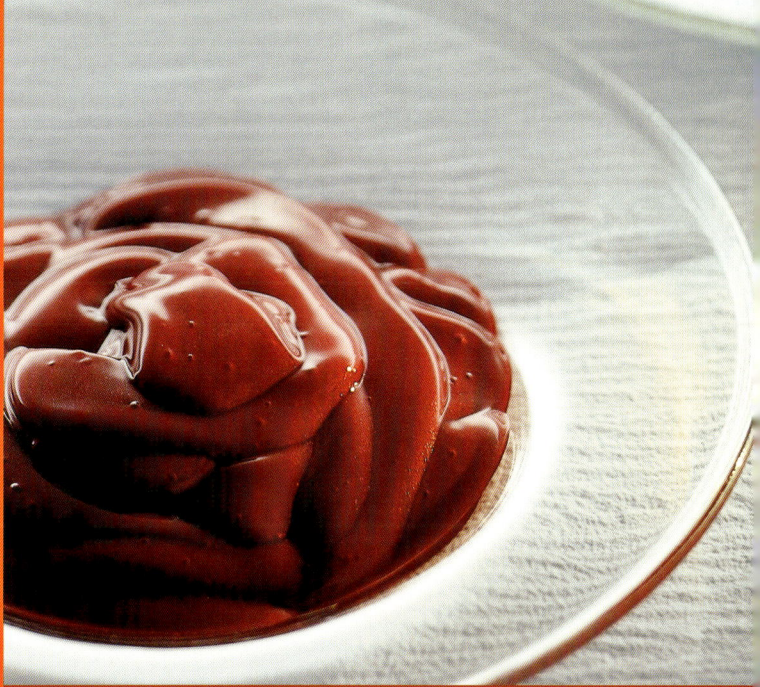

dunkler zu tönen oder zu colorieren und es dann mit einigen helleren Reflexen zu akzentuieren.

TEMPERAMENTVOLLES BRAUN

Diese Farbe lässt tausend Varianten zu. Wenn Sie Ihre Persönlichkeit unterstreichen wollen, wählen Sie eine dunklere Nuance als Ihre ursprüngliche. Ein intensives Schokobraun veredelt die Ausgangsfarbe optimal. Wichtig bei dunklen Tönen: Gute Haut und perfektes Make-up sollten eine Selbstverständlichkeit sein, denn dunkles Haar, das das Gesicht einrahmt, lenkt die Aufmerksamkeit auf kleine Unebenheiten, besonders wenn Sie ein eher blasser Hauttyp sind.

Wollen Sie heller werden, ist Vorsicht geboten: Die Haare sollten nicht einfach heller gesträhnt werden, denn das sieht schnell unnatürlich aus. Folgende Technik aus den USA hat sich durchgesetzt, die das Geheimnis vieler Hollywoodstars geworden ist: Das gesamte Haar wird ein bis zwei Töne heller gefärbt. Anschließend sorgen hellere Strähnen für lebendige Farbreflexe. Das wirkt ebenso spektakulär wie natürlich.

AUFFÄLLIGES ROT

Die Farbe für Mutige! Damit fallen Sie garantiert auf. Doch auch, wenn Sie nur ein paar dezentere Roteffekte möchten: Rot macht lebendig. Ein helles Kupferrot etwa ist leicht und natürlich. Helles Feuerrot ist das Extremste, was man wählen kann, und braucht konsequentes Make-up und Styling. Ein Aubergine oder Violettrot empfiehlt sich nur als leichter Schimmer auf dunklem Haar, da es sonst schnell künstlich aussieht. Vorsicht: Rot braucht viel Pflege. Da sich Rottöne so schnell wie kein anderer Ton auswaschen, ist regelmäßige Pflege mit Farbshampoos und Conditionern ein Muss – und zwar von der ersten Wäsche an!

Quickies für mehr Farbglanz

➤ Mit der neuen Haarfarbe ist es wie mit dem neuen Pulli: Jede Wäsche löst ein bisschen Farbe aus dem Haar. Benutzen Sie deshalb konsequent Farbpflegeshampoos (siehe auch Seite 40).

➤ Für mehr Farbe: Mischen Sie Kur und Tönung Ihrer Wahl und tragen Sie diese wie eine Haarkur auf (siehe Seite 29), das bringt einen leichten Farbhauch in die Naturfarbe oder ins gefärbte Haar.

➤ Ideal für die schnelle Farbwäsche zwischendurch sind Softtönungen, die nur oberflächlich Farbe am Haar anlagern. Sie erkennen Softtönungen daran, dass Sie keine Komponenten mischen müssen.

TIPP

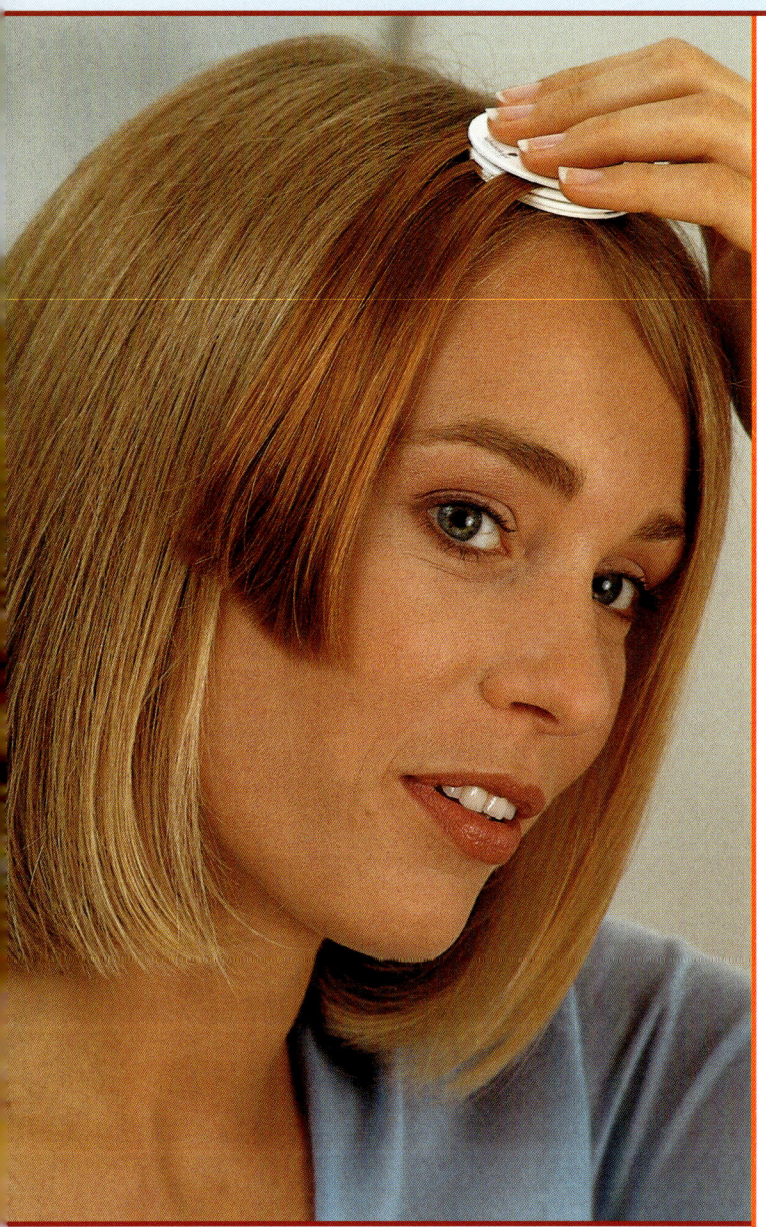

Passt Ihre Wunschfarbe zu Ihnen? Machen Sie zuerst einen Farbtest mit Kunsthaarsträhnchen.

Abenteuer Farbe

Seine Haarfarbe grundlegend zu verändern ist eine faszinierende Erfahrung. Ein eingreifender Farbwechsel kann einer Persönlichkeit eine völlig andere Ausstrahlung, ein neues Image verleihen. Dabei sind die chemischen Produktformeln heute so schonend wie nie zuvor und garantieren dauerhafte Ergebnisse.

KNACKEN SIE IHREN PERSÖNLICHEN FARBCODE!

Und so finden Sie heraus, welche Farbe Ihnen steht: Halten Sie als Farbbeispiele eingefärbte Kunsthaarsträhnchen, die beim Friseur bereitliegen, an die Schläfen Ihres ungeschminkten Gesichtes. Sie werden merken, ob die gewählte Farbe zu Ihrem Hautton passt. Sie können auch daheim vorm Spiegel einen gold- und einen silberfarbenen Alustreifen an Ihr Gesicht halten, um die zu Ihrem Teint passende Farbwelt herauszufinden. Welcher harmoniert besser mit Ihrem Hautton? Wenn es der silberne Streifen ist, sind Sie ein „kühler" Typ und sollten Haarfarben aus der kühlen Farbwelt wählen. Der goldene Streifen weist auf einen warmen Hautton hin, der sich in lebendigen Haarfarben widerspiegeln sollte. Ihr Hautton entscheidet: Haben Sie eine elfenbeinfarbene, helle Haut? Dann können Sie gut sehr klare, kühle Haarfarben tragen, etwa ein klares Blond oder ein Tiefschwarz. Auch bei einer rosig pigmentierten Haut wählen Sie neutrale, kühle Töne, zum Beispiel ein Aschblond oder Braun. Die gelblichen oder olivfarbenen Hauttöne sind mit warmen Haarfarben gut bedient. Da diese Hauttypen auch meist von Natur aus dunkles Haar haben, wirken Töne im dunklen Bereich sehr schön.

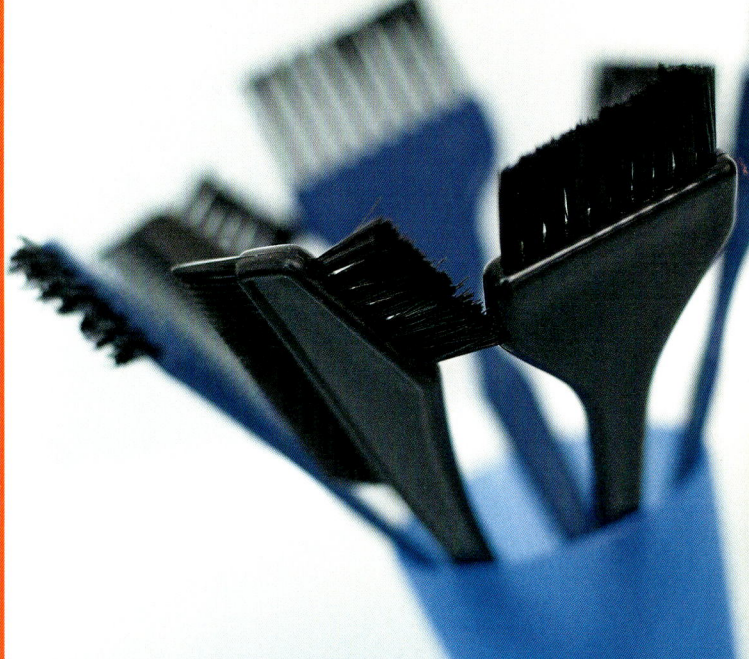

FARBEFFEKT ODER FARBE?

Bevor Sie sich in Ihr Farbabenteuer stürzen, sollten Sie die wesentlichen Unterschiede zwischen Haarfärbungen, Colo-rationen und Tönungen kennen. Eine Haarfärbung ist die stärkste, intensiv deckende Form des Farbwechsels, die mit relativ hohen Oxydationskonzentrationen arbeitet und dauerhaft Farbe ins Haar bringt. Die Coloration ist die nächst-schwächere Stufe, die aber – ebenso wie die Haarfärbung – Pigmente durch chemische Quellung ins Haar einlagert. Tönungen lagern die Farbpigmente nur äußerlich am Haar an. Die Farbe ist deshalb nach sechs bis acht Haarwäschen herausgewaschen.

KLARE FARBEN

Mit klaren Farben sind Colorationen gemeint, die das komplette Haar verändern, also eine Farbe auf dem gesamten Kopf ohne Nuancierung.

FARBEFFEKTE

Farbeffekte sind eine Kombination aus Haarfärbung plus Strähnen oder Strähnen plus Tönung. Das lässt mehr Varianten zu, wirkt lebendiger, natürlicher. Farbeffekte lassen sich individuell strukturieren. Eignen sich gut als Einstieg in die Welt der Farbe oder um die Naturhaarfarbe aufzufrischen.

FÜR UNENTSCHLOSSENE

Wenn Sie noch nicht genau wissen, ob eine permanente Färbung das Richtige für Sie ist, dann machen Sie einen Mini-Colour-Test. Dabei färbt der Friseur einzelne Strähnen unterhalb des Deckhaares in der gewünschten Farbe ein. So können Sie die spätere Farbe an Ihrem eigenen Haar testen.

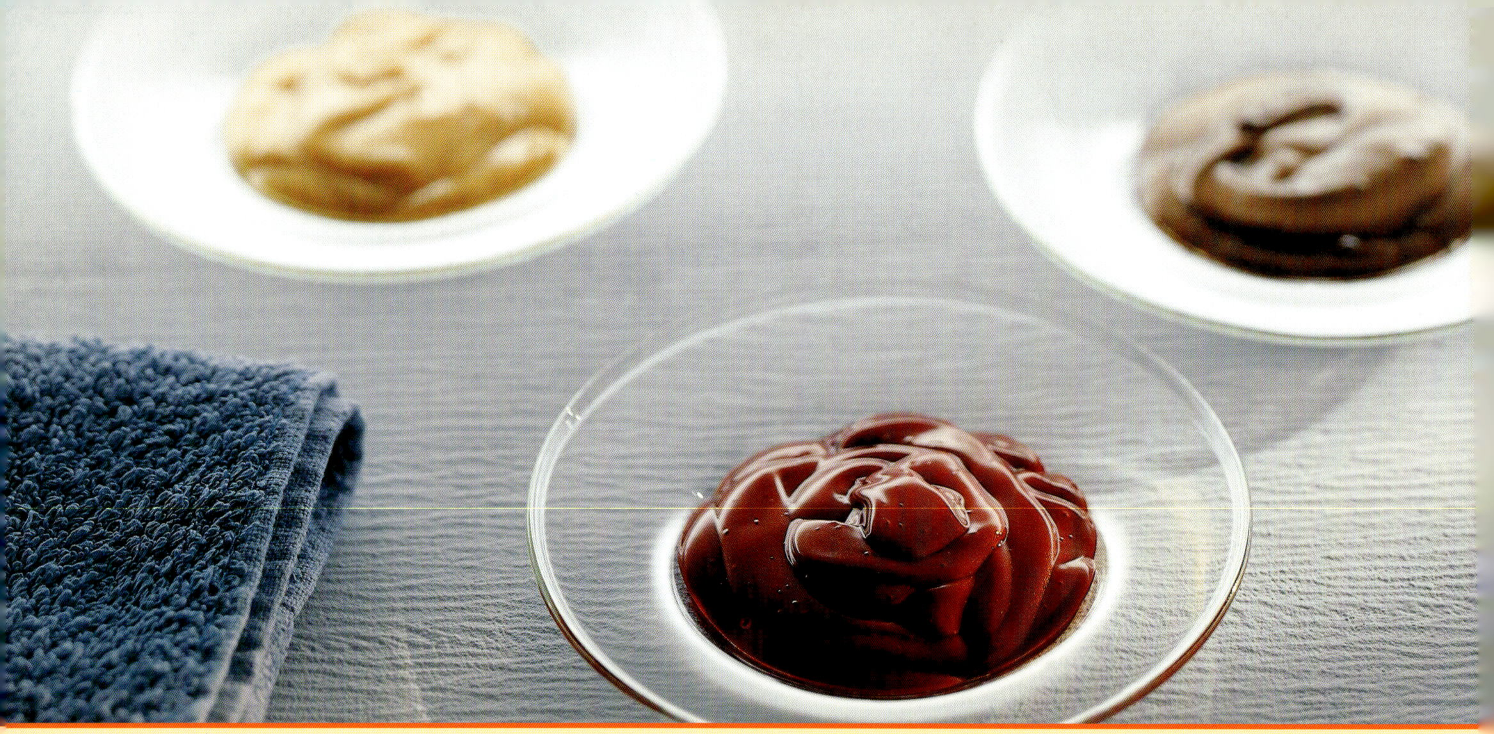

Farb-

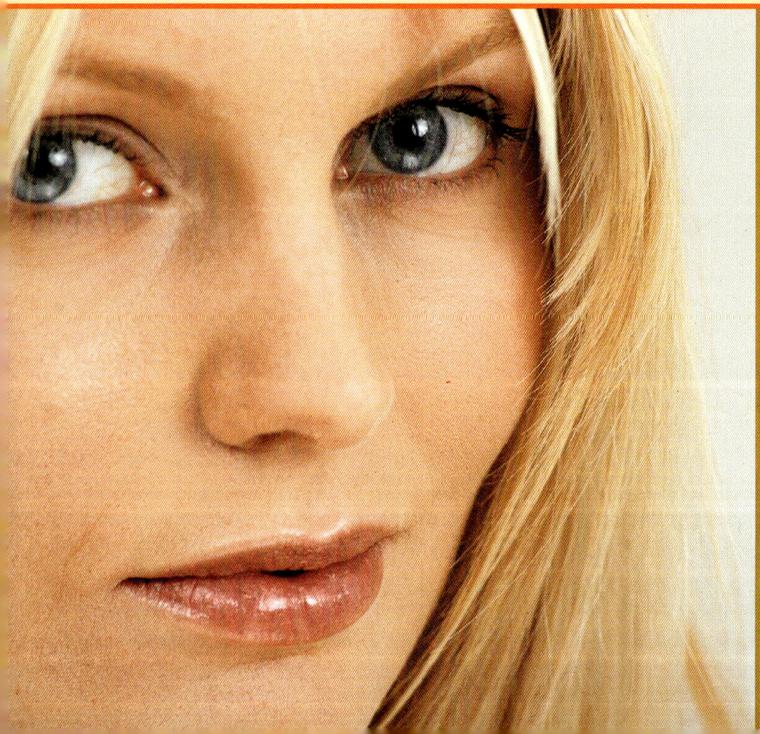

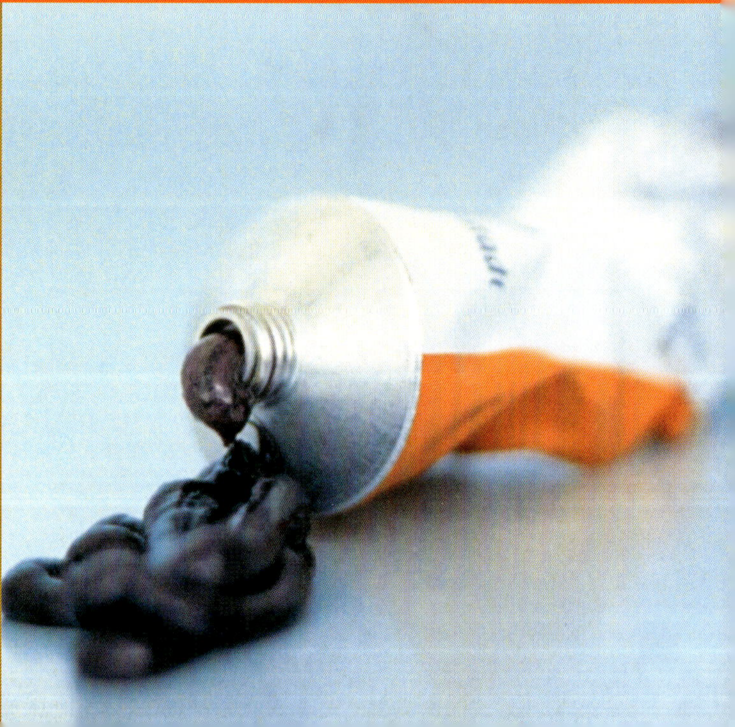

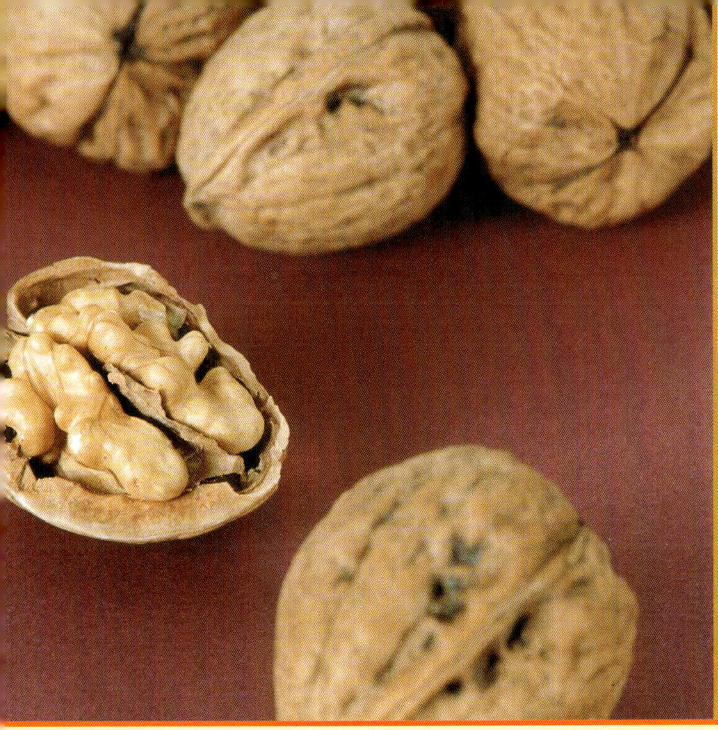

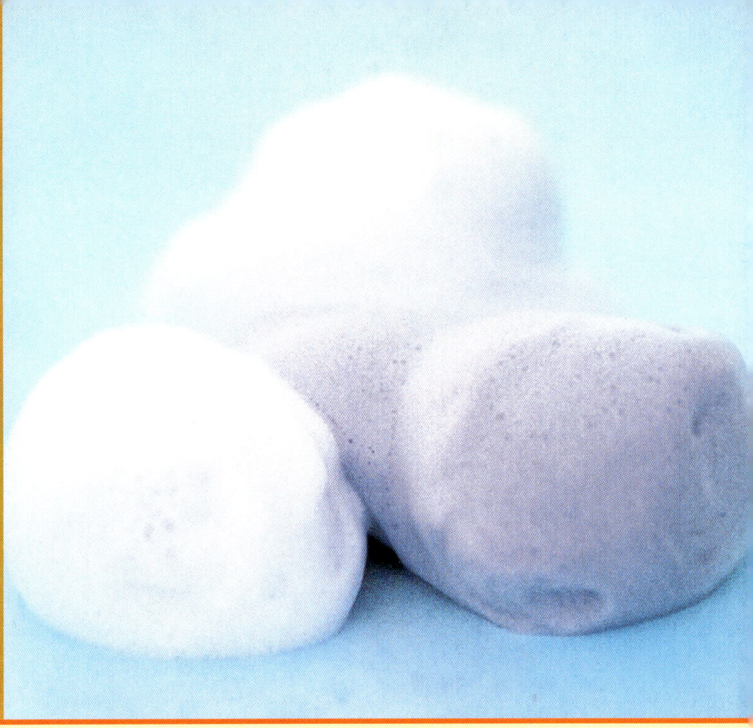

Know-how

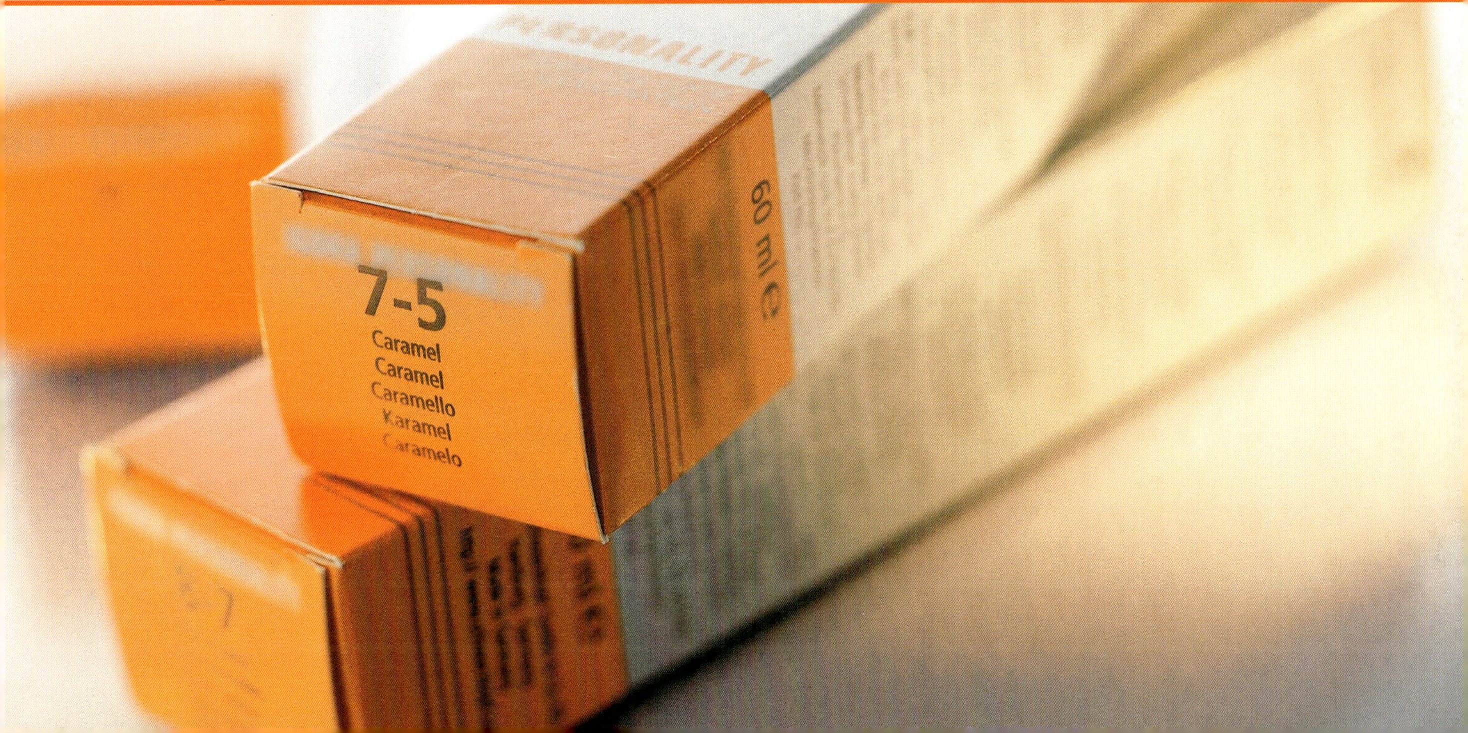

Farbpflegeshampoos

Diese Shampoos, die es in allen Farbnuancen gibt, sind die **schwächste Form** der Farbbehandlung, bei der Pigmente ins Haar eingewaschen werden. Bei coloriertem Haar sind Farbpflegeshampoos und -spülungen wichtig, um die **Farbbrillanz** zu erhalten. Doch auch für Frauen mit ungefärbtem Haar, die keine Tönung oder Coloration möchten, sind diese Shampoos toll, um die **natürliche** Haarfarbe aufzupeppen. Allerdings ist die Anwendung nur alle **zwei bis drei Haarwäschen** anzuraten, da es sonst zu Farbüberlagerungen kommen kann.

Farb–

Blondierungen

Die Blondierung ist die stärkste Form der **Aufhellung**. Sie ist auch in der Lage, bereits zuvor durch Färben eingelagerte, künstliche Pigmente aufzuhellen, so dass man etwa **Strähnen** im gefärbten Haar auf Blondierungsbasis macht. Eine Blondierung kommt auch zum Einsatz, wenn sehr dunkles Haar „erblonden" soll. Da die Blondierung mit **Wasserstoffperoxyd** arbeitet, greift sie das Haar leicht an – Pflege ist also bei blondiertem Haar **ein Muss!** Blondierungen sollten nur vom Profi vorgenommen werden.

Chemische Haarfarben

Diese Haarfarben werden aus **zwei Komponenten** gemischt, der Farbcreme und dem Oxydationsmittel Wasserstoffperoxyd. Die **künstlichen Pigmente** der chemischen Haarfarbe lassen Grauabdeckung und – anders als bei der Pflanzenhaarfarbe – Aufhellung zu und können das Haar **einheitlich** färben. Soll das Haar **mehr als vier Nuancen** aufgehellt werden, benötigt man eine Blondierung. Je nach **Intensität** der Haarfarbe ist die Farbe auswaschbar (Softtönung) oder wächst heraus (Coloration, Haarfärbung).

Pflanzenhaarfarben

Diese Farben basieren auf natürlichen Extrakten aus Walnuss, Henna, Kamille oder Indigo und arbeiten auf Gerbsäurebasis. Diese quillt die Schuppenschicht schonend auf, lagert sich zusätzlich am Haarschaft an und erzeugt Volumen. Pflanzenhaarfarben sollten nicht zu oft angewendet werden, sondern nur etwa einmal monatlich, da sonst das Haar zu hart wird. Die erste Anwendung einer Pflanzenhaarfarbe ist auswaschbar; je häufiger man sie verwendet, desto dauerhafter wird das Ergebnis, das dann herauswächst wie eine chemische Coloration.

Tönung

Die Tönung ist eine schwache Form der chemischen Haarfarbe, die ohne Wasserstoffperoxyd auskommt und deshalb nur eine Phase hat, die direkt auf das Haar aufgetragen wird. Da die Pigmente der Tönung nur auf Basis physikalischer Haftung am Haar angelagert sind und nicht eindringen wie bei der Coloration, ist die Farbe nach etwa sechs bis acht Wäschen wieder weg. Tönungen, auch „Softtönungen", sind gut geeignet für Farbergebnisse, die nicht dauerhaft sein sollen, oder um einen leichten Glanz ins Haar zu zaubern.

Know-how

Zahlenangaben

Die Zahlencodes auf Haarfärbepackungen geben Auskunft über Farbtiefe und Farbrichtung. Zahlen wie 7–5 oder 8–4 informieren über den exakten Aufbau der Nuance. Die Zahl vor dem Komma bezeichnet die Farbtiefe. Die Zahl hinter dem Komma bezeichnet die Farbrichtung, also die Nuancierung von Matt bis Rot. Diese Standards werden von allen Herstellern von Haarfärbungen unterschiedlich eingesetzt. Vorsicht also beim Wechsel der Marke – die Farbe kann ganz anders aussehen, auch wenn dieselbe Zahl auf der Packung steht.

Beautystory — Veränderung muss sein!

Sie probieren gern von Zeit zu Zeit etwas Neues aus? Dann lassen Sie Ihrer Kreativität freien Lauf – wie Larissa, die durch die Veränderung von Schnitt und Farbe ein neues Gesicht im Spiegel entdecken konnte.

Öfter mal was Neues

Larissa hat von kurz bis halblang schon verschiedenste Schnitte und Stylings ausprobiert – ultrakurzes Haar, knalliges Rot, das für Aufsehen sorgte, Stylings von flippig bis streng. Es macht ihr Spaß, regelmäßig ihr Erscheinungsbild zu ändern; ein festes, unverwechselbares Image ist ihr als Studentin noch nicht so wichtig. „Dafür habe ich später Zeit, jetzt will ich mich austoben", sagt sie selbstbewusst. Immer wieder einmal ganz anders aussehen – Larissa gehört eindeutig zum Typ „Mutige".
Ihrer Phantasie werden nur durch ihr feines, dünnes Haar Grenzen gesetzt. Eine lange Mähne ist deshalb nichts für sie. Bei all ihren Frisuren muss sie ihr feines Haar berücksichtigen. Ein Schnitt, der zu stark auf Stufen setzt, scheidet damit aus, da er das Haar seiner natürlichen Fülle beraubt. Auch beim Styling bereiten ihr die feinen, dünnen Haare häufig Probleme – viele Frisurenwünsche, die sie schon umsetzen wollte, scheiterten an der Haarstruktur.

DIE AUSGANGSSITUATION

Larissas Kurzhaarschnitt ist fast auf eine halbe Länge herangewachsen. Sie trägt das Haar meist zurückgekämmt, da ihr das am unkompliziertesten erscheint. Dadurch kommen allerdings weder Schnittdetails noch Haarqualität oder Haarfarbe richtig zur Geltung. Jetzt wünscht sich Larissa wieder einmal etwas Neues: Lieber ein bisschen frech, auf keinen Fall zu alltäglich, dabei aber easy zu stylen – so sollten Schnitt und Farbe sein.

WAS RÄT DER PROFI?

Larissa hat ein sehr schönes Gesicht mit ausgewogenen Proportionen – hier sind fast alle Schnitte möglich. Doch zu kurz sollte sie wegen ihrer feinen Haare nicht gehen – das reduziert außerdem die Stylingmöglichkeiten, auf die Larissa viel Wert legt. Das feine Haar braucht eine Frisur, die das vorhandene, natürliche Volumen voll zur Geltung bringt. Wichtig ist eine gute Schnittgrundlage, die Larissa nach Herzenslust variieren kann. Ein verwandlungsfähiger, etwas längerer Schnitt kommt ihr sicherlich entgegen. Kreative Farbakzente können das Haar zusätzlich schön zur Geltung bringen.

DER SCHNITT

Bei Larissa haben wir uns für einen länger gehaltenen Kurzhaarschnitt entschieden, bei dem das Deckhaar in einen überlangen, fast herausgewachsenen Pony mündet. Die Seiten werden fransig geschnitten und partienweise gesliced, das heißt, einzelne

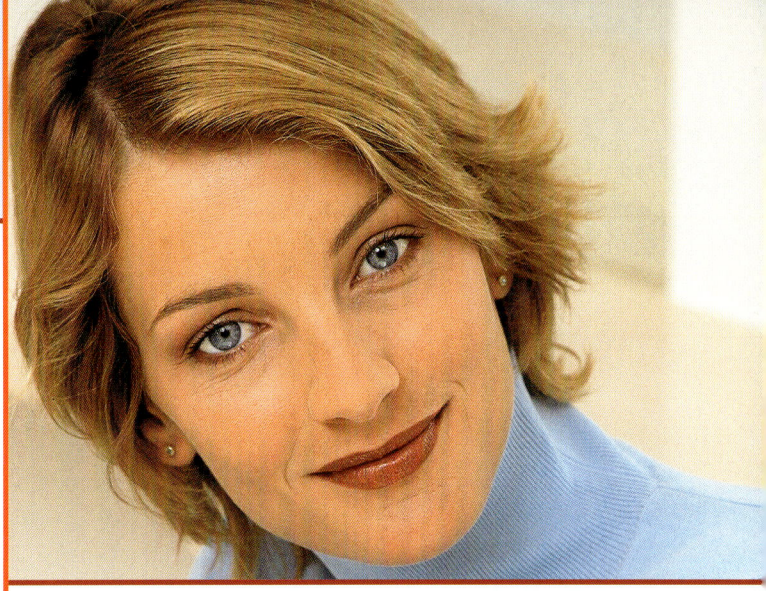

*Die Ausgangssituation: Larissas ursprünglich kurze Haare
sind fast bis auf eine halbe Länge herangewachsen.*

Partien werden unregelmäßig von der Mitte der Haarsträhne bis zur Spitze mit einer Schere ausgeschliffen, so dass ein fransig weicher Verlauf im Haar entsteht. Diese unregelmäßig langen Seitenpartien eignen sich gut für einen voluminösen Wuschellook, den Larissa zu Hause mit den Fingern ganz einfach und schnell selbst stylen kann. Die Haare im Nacken und am Hinterkopf werden der Kopfform deutlich angepasst, insgesamt kürzer gehalten und ebenfalls fransig geschnitten.

FARBE

Larissas schönes, natürliches Blond wird nur durch ein paar Farbakzente betont. Das Gesamtbild wird dadurch heller. Der natürliche Ton wird durch eine Blondierung unterstützt, die nur an den Spitzen eingeknetet wird. Normale Foliensträhnen würden das Gesamtbild zu klassisch erscheinen lassen. Raffinierte, moderne Farblösungen sind bei einer trendorientierten Frau wie Larissa eher angebracht. Bei dieser schonenden, partiellen Form der Blondierung wird das Haar schon nach zehn Minuten um zwei Töne aufgehellt. Die Technik, die die Ansätze dunkler erscheinen lässt, sorgt optisch für mehr Volumen. Die Blondierung wird überall dort eingeknetet, wo die Farbe die Struktur des Haarschnitts betont. Zum Nacken und zu den Seiten hin werden weichere, schwächere Verläufe erzielt. Dieser Effekt wirkt natürlich und modisch zugleich – wie eine Sonnenaufhellung.

STYLING

Larissas Schnitt lässt jede Menge Stylingvarianten zu, die ihr Gesicht optimal in Szene setzen: eine Wuschelvariante, ein

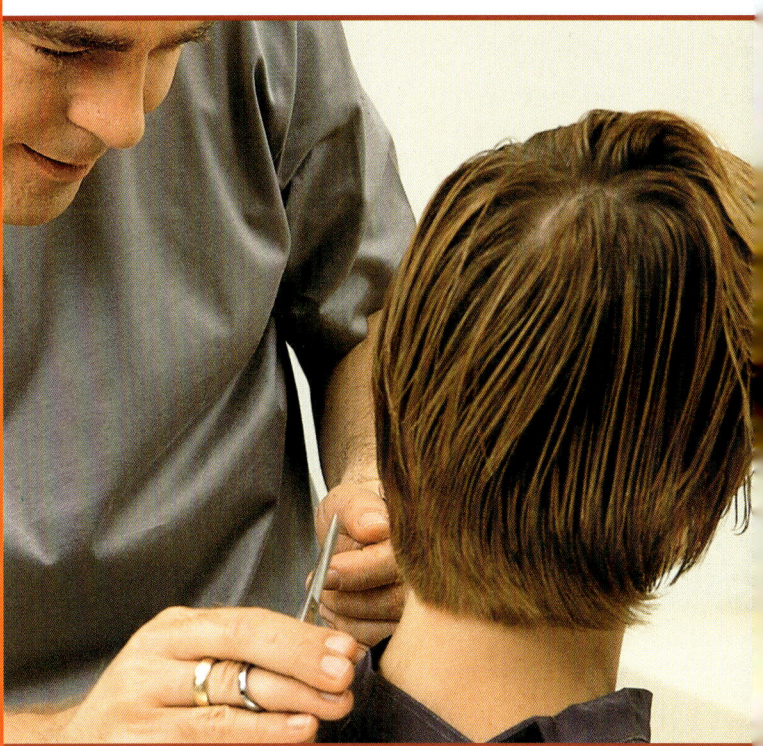

*Der Haarschnitt an Nacken und Hinterkopf betont die Form
des Kopfes. Das Deckhaar wird länger belassen.*

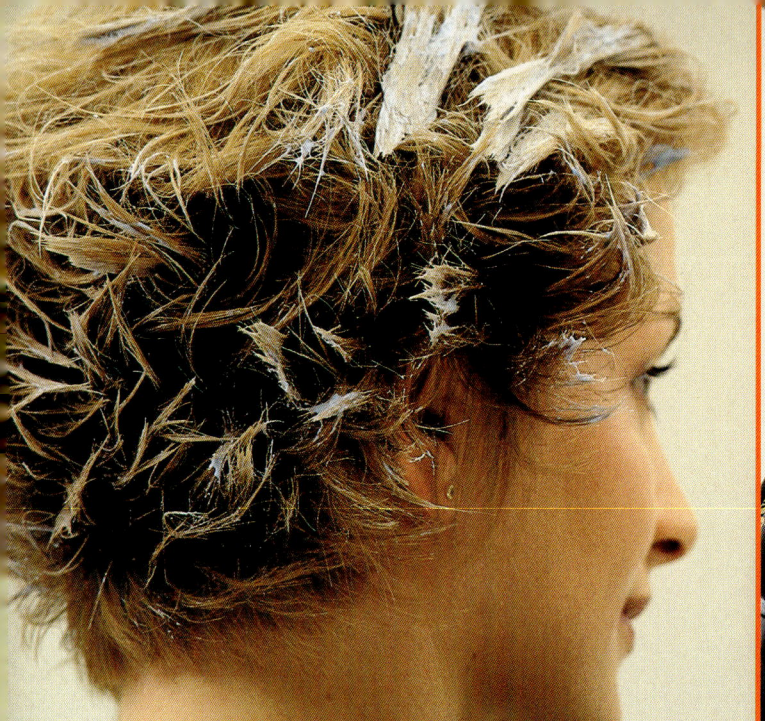

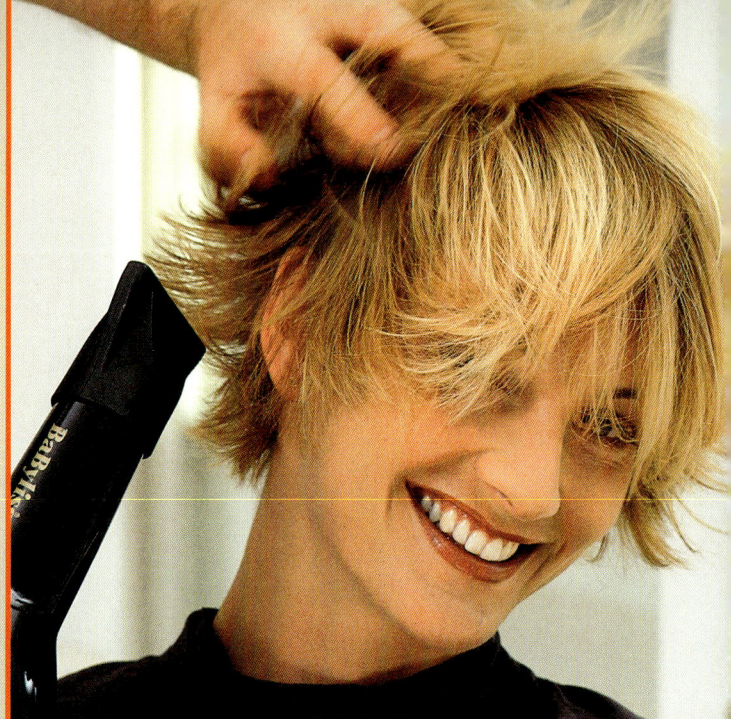

Eine raffiniert in die Spitzen eingeknetete Blondierung hellt Larissas natürliches Blond auf und sorgt für mehr Volumen.

Wichtig beim Styling: gründliches Antrocknen, wobei kreisende Fingerbewegungen am Ansatz Stand ins Haar bringen.

strenger Gelkopf oder ganz natürlich, locker fallendes Haar – alles ist möglich. Um gezielt Volumen ins Haar zu bringen, ist gründliches Antrocknen des Haares nach dem Waschen wichtig, wobei mit kreisenden Fingerbewegungen am Ansatz für Stand gesorgt wird. Besonders lässig und schön strukturiert wirkt die Frisur, wenn die Spitzen nach dem Antrocknen mit ein wenig Glosscreme gezwirbelt werden, dabei weiterföhnen. Das sorgt für tollen Stand und volles Volumen.

PFLEGE

Die richtige Pflege verdient bei feinem Haar besondere Beachtung. Leider hat Larissa bislang Pflegeprodukte und Kuren fast völlig gemieden, da ihr das Haar dadurch beschwert und schwie-

rig zu stylen schien. In ihrem Fall ist es wichtig, regelmäßig eine Kur für gezielten Volumenaufbau zu verwenden, diese aber nach der Einwirkzeit mit wenig Shampoo auszuspülen, damit ausschließlich die pflegenden Inhaltsstoffe im Haar bleiben, die für Glanz und Feuchtigkeit sorgen, jedoch keine das Haar beschwerenden Restpartikel.

WAS SAGT DIE KUNDIN?

Larissa gefällt der neue Schnitt (Foto rechte Seite), da ihr Haar jetzt voluminös und kräftig aussieht. Besonders mag sie die wuschelige Variante, die sie leicht zu Hause nachmachen kann. Aber es kann natürlich sein, dass sie in einem halben Jahr schon wieder Lust auf etwas Neues bekommt …

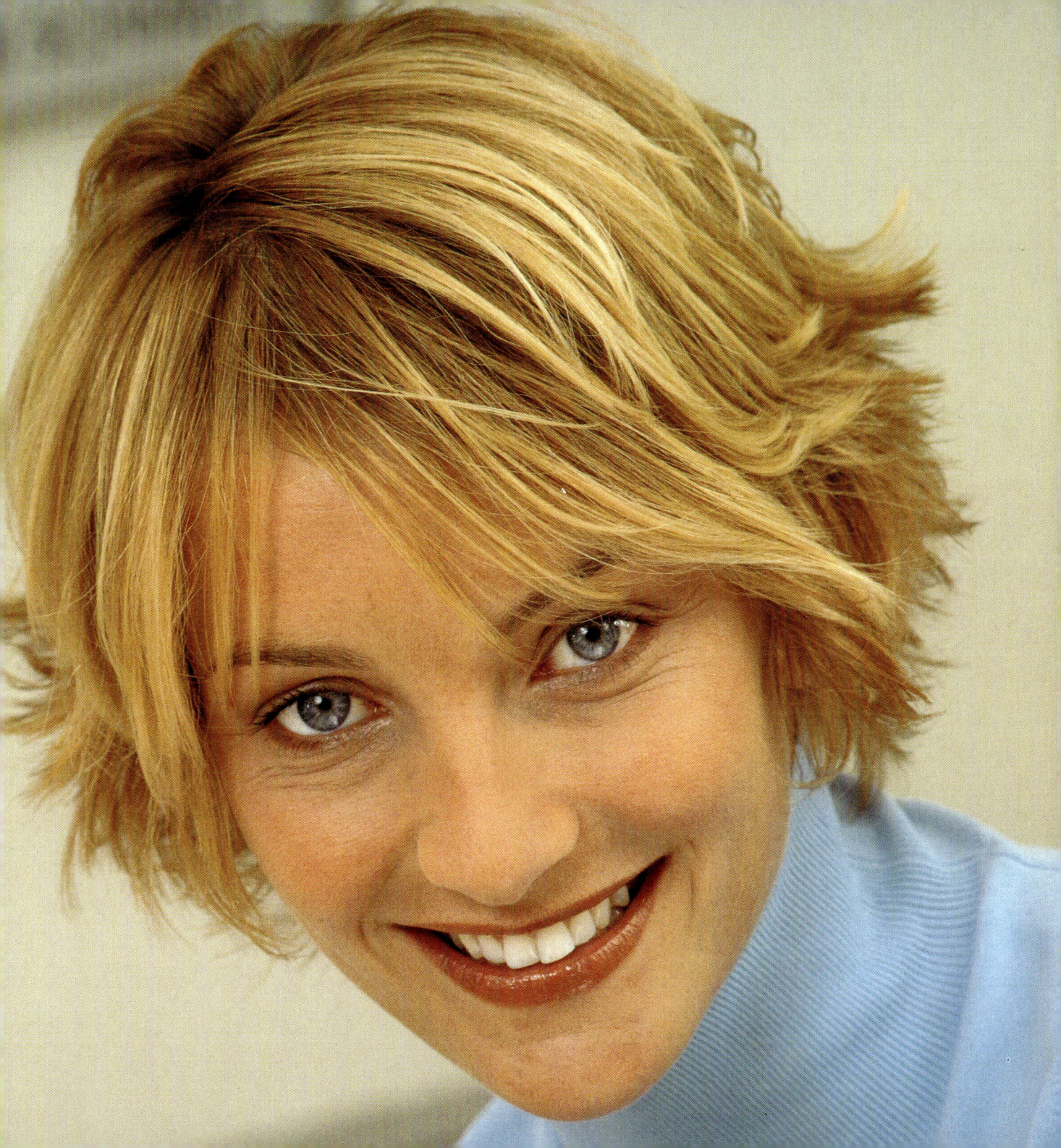

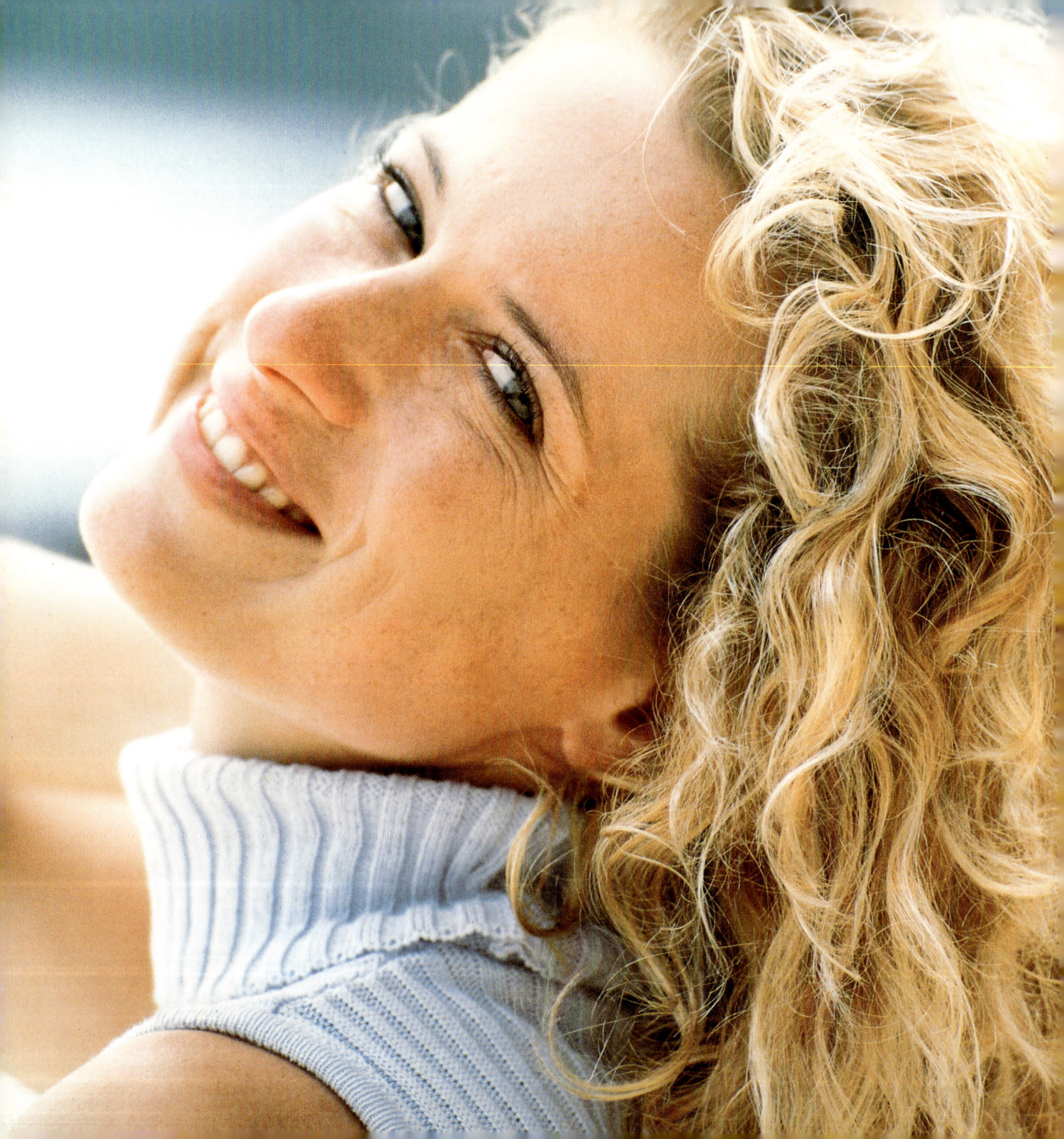

JUNGMACHER HAAR

Es stimmt tatsächlich: Um ein **paar Jahre** wegzumogeln, hilft nichts besser als ein Haarschnitt mit den richtigen **Jungmacher-Zutaten.** Mit den geeigneten Styling- und Farbtricks sehen Sie in Kürze so **jung** aus, wie Sie sich fühlen. **Schönheit** ist schließlich **keine Frage** des Alters!

30, 40, 50:
Jünger geht's immer!

Schauspielerinnen und Prominente, Politikerinnen und Sängerinnen, die die 30 längst hinter sich gelassen haben und kompetent und voller Power im öffentlichen Leben stehen, machen es uns vor: Attraktivität ist keine Frage des Lebensalters, sondern viel eher eine Frage des Selbstbewusstseins und der persönlichen Lebenseinstellung.

Magic Moments

Für viele Frauen ist es ein denkwürdiger Tag: der 30. Geburtstag. In meinen Salons erlebe ich immer wieder Kundinnen, die einen Tag vor ihrem Geburtstag zu mir kommen und etwas radikal Neues wollen. Für viele bedeutet dieser Tag den Abschied von der Jugend – ein weit verbreiteter Irrtum! Vielleicht stehen Sie jetzt am Anfang eines neuen Lebensabschnitts. Mit 40 oder 50 ist es nicht anders. Aber seien Sie ehrlich! Möchten Sie noch einmal 20 sein? Wenn ja, dann überlegen Sie einen Moment: Was aus dieser Zeit wünschen Sie sich zurück? Den Elan, die Lust auf Neues, die gesunde, frische Ausstrahlung? All das können Sie sich ein Leben lang erhalten. Fürs richtige Outfit brauchen Sie nur modische Kleidung und die passende Frisur.

NUTZEN SIE IHRE BEAUTY-RESSOURCEN!

In jedem Alter verfügen wir über spezielle Beauty-Ressourcen. Wir müssen nur lernen, sie uns zu erschließen. Wollten Sie mit 20 Ihre lange Mähne zeigen, so möchten Sie jetzt vielleicht die Vorzüge Ihres Gesichtes durch ein neues Hairstyling betonen. Die Lachfalten, die sich mit den Jahren gebildet haben, zeigen, dass Sie eine lebenslustige, aktive Frau sind. Vielleicht haben Sie das Gefühl, jetzt viel mehr Ausstrahlung als früher zu besitzen? Das ist sicherlich der Fall, denn schließlich haben Sie mit den Jahren eine Menge Erfahrungen gesammelt und sich selbst immer besser kennen gelernt.

Natürlich braucht es Motivation auf dem Weg. Beginnen Sie mit Ihrer Körperwahrnehmung. Statt auf die Konfektionsgröße zu blicken, sollten Sie das Gefühl für Ihren Körper schulen. Entdecken Sie die Vorzüge Ihrer Persönlichkeit, trauern Sie Ihren Twen-Jahren nicht nach!

FÜR IMMER JUNG

Bewegung heißt das Zauberwort! Weg von statischen Frisierlösungen! Alles, was das Haar durch Schnitt und Farbe optisch in Bewegung versetzt, macht garantiert jünger. Wesentliche Elemente der idealen Jungmacher sind – neben einer intensiven, glänzenden, möglichst natürlichen Farbe – Schnittdetails, die die Gesichtskonturen weich umspielen.

Alles Softe, Fransige, Bewegliche empfinden wir im Gegensatz zu harten, strengen Konturen als jünger machend. Denken Sie an Kinderhaar: weiche Locken, sanft fallendes Haar, lebendige Farbe, die in der Sonne glänzt – dann sind Sie auf dem richtigen

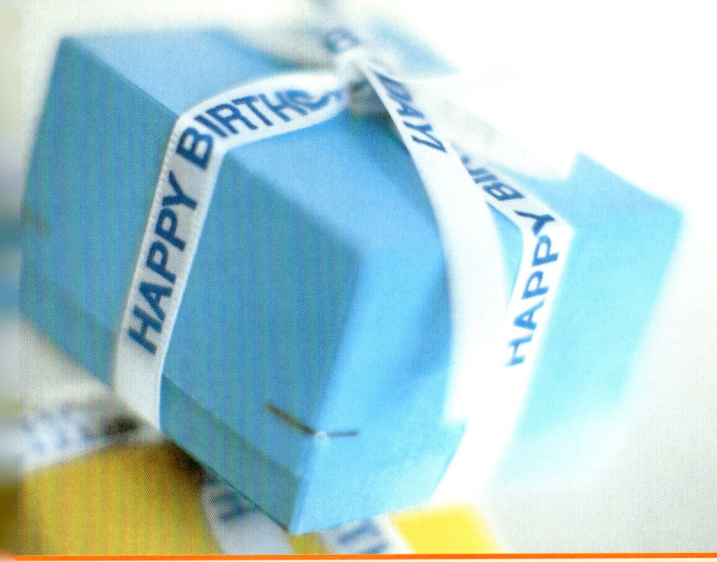

Geburtstage sind auch aus Beauty-Sicht kein Grund zur Traurigkeit: In jedem Alter verfügen wir über besondere Ressourcen.

Weg. Selbstverständlich gibt es für jeden Schnitt spezifische Schnittdetails, grundsätzlich gilt aber: Integrieren Sie immer wieder neue Trends in Ihren Schnitt und achten Sie darauf, dass er möglichst weich und spielerisch geformt ist. Haar, das sich bewegt, glänzt und alles mitmacht, ist wesentlich lebendiger als eine frisierte „Haube". Ein Bob kann durch Fransen, die in die Gesichtskontur gesetzt werden, viel natürlicher fallen und sieht jeden Tag ein bisschen anders aus. Ein Kurzhaarschnitt betont durch längere Nackenkonturen die Schönheit Ihres Haares.

Fransen, Stufen, asymmetrische Ponys, diagonale Einteilungen statt symmetrischer Ausgewogenheit, Dynamik, etwa indem Partien wie der Pony stark nach vorn oder nach hinten frisiert werden – all das sind für jeden Typ hervorragend geeignete Jungmacher, die Sie je nach Haarschnitt und persönlichen Vorlieben einsetzen können. Ergänzt werden sollte dies durch farbliche Bewegung im Haar – wählen Sie also beim Färben eine lebendige Grundfarbe, durchsetzt mit Strähnen, aber keine zu dunkle, einheitliche Haarfarbe.

Fünf Schritte zur Veränderung

➤ **Schritt 1:** Überprüfen Sie ehrlich, wo Sie jetzt stehen. Eine Veränderung beginnt meist damit, dass wir uns nicht mehr wohl fühlen, dass wir Sehnsucht nach etwas Neuem verspüren. Geben Sie dem nach und checken Sie Ihren gegenwärtigen Beauty-Zustand. Was fehlt Ihnen zum Rundum-Wohlfühlen?

➤ **Schritt 2:** Überlegen Sie: Wie lange tragen Sie Ihre aktuelle Frisur bereits? Täte ihr eine Veränderung gut?

➤ **Schritt 3:** Was hält Sie von einer Veränderung ab? Zählen Sie alle Faktoren auf, die Sie vielleicht blockieren: Was werden die anderen sagen, wenn ich mich zu sehr verändere? Was ist, wenn mir mein neuer Look nicht gefällt? Zählen Sie alle Ängste und Befürchtungen auf. Das hilft, nun über ein paar unnötige Sorgen zu lachen und den Kopf frei zu machen für Neues.

➤ **Schritt 4:** Stellen Sie sich jetzt vor, wie Sie mit einem neuen Haarschnitt (und neuer Kleidung) aussehen. Haben Sie nicht schon lange davon geträumt, Ihre freche, aber immer gleiche Kurzhaarfrisur in einen schmeichelnden, fliegenden Bob zu verwandeln? Schwelgen Sie in Bildern von sich selbst!

➤ **Schritt 5:** Es kann losgehen! Vereinbaren Sie ein Informationsgespräch mit Ihrem Friseur und legen Sie mit ihm gemeinsam fest, wie Ihre neue Idealfrisur aussehen soll.

Trainieren Sie Ihre Flexibilität!

➤ Machen Sie die Lust an der Veränderung zu Ihrem Motto! Hängen Sie nicht am Styling von vor zehn Jahren. Der Mut, etwas Neues zu wagen, wird Sie auch in allen anderen Lebensbereichen beflügeln.

➤ Bleiben Sie trendorientiert, ohne blindlings jedem neuesten Trend zu folgen. Überdenken Sie in Frühjahr, Sommer, Herbst und Winter, was Ihnen gefällt, worin Sie sich wohl fühlen und was Sie attraktiv finden. Welche Farben gefallen Ihnen gerade jetzt und welche gar nicht?

➤ Stellen Sie sich Ihre Freundin, Nachbarin oder Kollegin mit einer ganz anderen Frisur vor. Das fällt leichter, als sich selbst plötzlich völlig verändert vor sich zu sehen, und bringt Sie auf neue Ideen.

➤ Nehmen Sie öfter mal kleine Step-by-Step-Veränderungen vor. Schnitt, Farbe und Styling lassen sich hervorragend auch einzeln variieren.

➤ Probieren Sie sooft wie möglich etwas Neues aus, sonst schleichen sich Gewohnheiten ein, die Sie später nur schwer wieder loswerden.

Der Kick mehr Lebensfreude

Mit einer neuen Frisur werden Sie feststellen, dass es eine Sache Ihrer persönlichen Einstellung ist, ob Sie sich alt oder jung fühlen. Die „guten Gene" spielen natürlich eine Rolle, doch richtige Ernährung, regelmäßige Bewegung und vor allem die Entscheidung, fit im Kopf – und flott *auf* dem Kopf zu bleiben, können mehr für Ihr Wohlbefinden tun als jede noch so teure Wundercreme.

Mag sein, dass Sie ganz glücklich mit Ihrer Frisur sind. Sie haben Spaß am Luxus, gehören zu den Mutigen, lieben das Unkomplizierte oder verhalten sich lieber unauffällig; doch für jeden Typ, wie wir ihn auf den Seiten 14 bis 17 vorgestellt haben, gibt es spezifische Kniffe, die Spaß machen und die das kleine bisschen Besonderheit geben – und Sie auf neue Ideen für Ihr Haar bringen.

Als **Luxusorientierte** gehört es zu Ihrem täglichen Ritual, Zeit fürs Styling zu investieren und nur die besten Beauty-Produkte zu verwenden. Aber Vorsicht! Sie könnten Gefahr laufen, dabei zu sehr auf Gewohntes zu vertrauen. Ein Trick, um auf neue Ideen zu kommen: Für einen Abend, an dem Sie toll ausgehen oder einfach nur Ihren Partner überraschen möchten, suchen Sie sich in Ihrem Friseursalon jemanden aus, der Sie noch nie frisiert hat, und versuchen einmal ein völlig neues Styling, nur für den einen Abend. Erleben Sie die Lust an der Verwandlung ohne Risiko!

Für die **Unkomplizierte** ist das Styling normalerweise eine Sache von wenigen Minuten. Danach haben Sie Wichtigeres zu tun, als sich über Ihre Frisur Gedanken zu machen. Trotzdem sollten Sie gerade hier ansetzen, wenn Sie Lust auf etwas

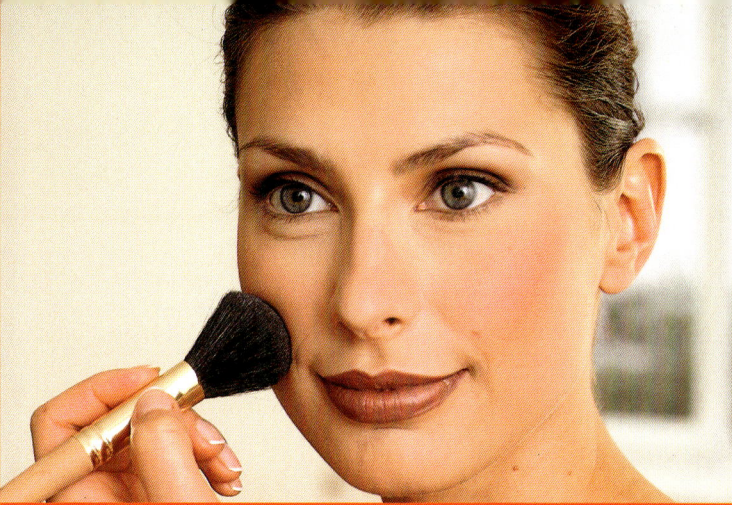

Abwechslung tut gut! Probieren Sie einmal in Ruhe daheim vorm Spiegel ein neues Make-up aus.

Neues haben. Blättern Sie die Modemagazine durch und schauen Sie sich die Fotos an: Welche Persönlichkeit steckt in Ihnen? Forschen Sie ein bisschen nach – und entdecken Sie das Beauty-Potenzial, das in Ihnen schlummert. Wenn Sie Zeit haben, experimentieren Sie mit Ihrem Make-up. Greifen Sie zu neuen Farben – Sie müssen ja so nicht vor die Türe gehen –, vielleicht entdecken Sie dabei tatsächlich eine ganz neue Seite an sich?

Die **Mutige,** die Lust auf Trends hat, kann durch ein wenig Innenschau der anderen Art auf neue Ideen kommen. Trend- und modeorientiert wie Sie sind, schauen Sie stets nach vorn. Wie wäre es, einmal zurückzuschauen? Bei der Jagd nach Trends kann es erholsam und spannend zugleich sein, beim Betrachten historischer Fotos oder Filme die Trends vergangener Tage auf sich wirken zu lassen. Eventuell entdecken Sie plötzlich eine Vorliebe für den burschikosen Look der 20er Jahre? Solch ein Ausflug in die Vergangenheit ist äußerst spannend und bringt Sie auf ganz neue Ideen. Kreieren Sie Ihren eigenen Trend!

Die **Vorsichtige** mutet sich ungern zu viel zu, schon gar nicht zu viel Neues. Veränderungen sollten sich bei Ihnen langsam vollziehen. Möglicherweise macht es Ihnen Spaß, einmal mit Haarteilen oder Haarverlängerungen herumzuprobieren. Entweder Sie stöbern in Ihrem Fundus oder Sie fragen im Freundeskreis herum – bestimmt gibt es jemanden, der Haarteile, Perücken oder auch Hüte hat. Probieren Sie, auch zusammen mit einer Freundin, vor dem Spiegel in Ruhe alles aus. Ein paar Ideen können Sie, wenn Sie sowieso einen Friseurbesuch planen, mit Ihrem Friseur realisieren. Zum Beispiel eine dezente Tönung ausprobieren, die sich wieder auswäscht? Bevor Sie sich für eine Lösung entscheiden, tasten Sie sich spielerisch heran!

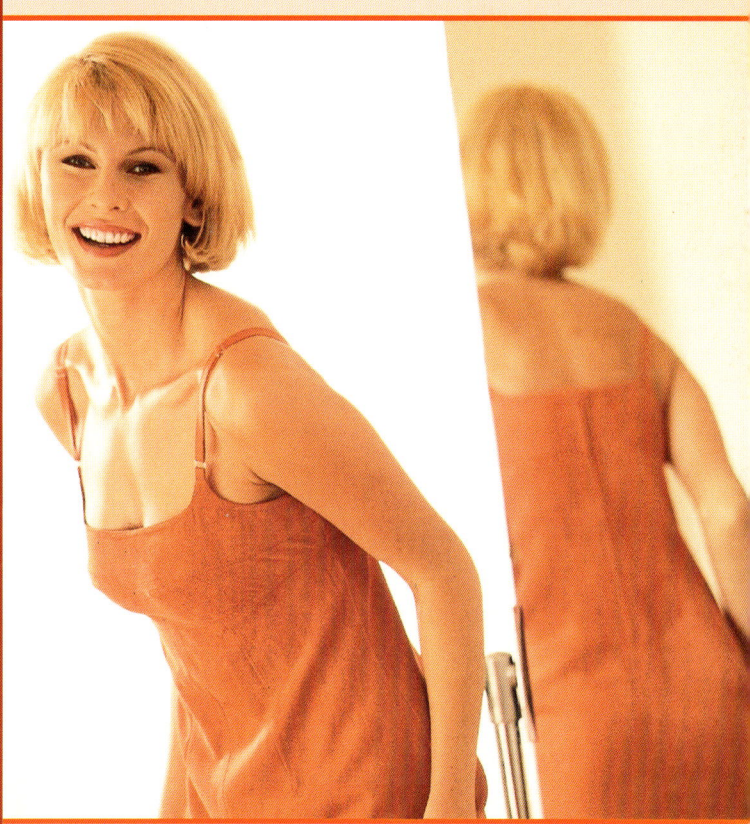

Die Lust an der Verwandlung können Sie auch mit Kleidungsstücken proben, die Sie sonst eher selten tragen.

Welche Länge für welches Alter?

Je älter wir werden, desto besser wissen wir, was uns gefällt. Wir machen nicht mehr jede Mode mit, wir wissen, was uns steht und was uns gut tut. Nutzen Sie Ihr Wissen! Das Wichtigste ist, dass Sie sich mit Ihrer Frisur wohl fühlen – und das ist schließlich keine Frage des Alters.

Zeitlos schön – gehen Sie mit der Zeit

Es gibt kaum noch Vorschriften oder Schönheitsideale, nach denen wir uns ab einem „gewissen Alter" richten müssen. Umso mehr kommt es – besonders was die Haarlänge angeht – auf unsere individuellen Vorlieben an. Welches sind Ihre? Patentrezepte sind keine guten Ratgeber, wenn es um Ihre persönliche Wohlfühllänge und das von Ihnen bevorzugte Styling geht. Kann sein, dass Sie Lust auf einen flotten Kurzhaarschnitt haben, kann aber auch sein, dass Sie in Zukunft eine weiblichere Seite mit langem Haar ausspielen wollen. Finden Sie Ihre ideale Länge heraus! Es gibt unzählige Beauty-Möglichkeiten, die Sie (mit ein bisschen Planung) gewinnbringend für sich einsetzen können. Wichtig für alle Frisuren von kurz bis lang ist es, das Haar optimal zu pflegen. Auch in reiferen Jahren gilt: Nur gesundes Haar ist schön – und kann Sie jünger aussehen lassen.

LANGES HAAR

Die Standardregel, ab dem 40. Lebensjahr kein langes Haar mehr zu tragen, ist längst überholt. Es ist eine Sache Ihrer Persönlichkeit, Ihrer Gesichtskonturen und nicht zuletzt auch Ihrer Haarqualität, ob Sie Ihr Haar lang, auf einer schmeichelnden halben Länge oder aber kurz tragen. Auf jeden Fall gilt: Je länger Sie Ihr Haar tragen – alles ab Schulterlänge wird als langes Haar wahrgenommen –, desto wichtiger sind perfekt geschnittene Konturen und gepflegte Längen mit lebendigen Stufen. Gerade wenn langes Haar altersbedingt ein wenig dünner geworden ist, kann es schnell schütter wirken.

Achtung beim Pferdeschwanz! Ein Pferdeschwanz, der glatt und streng zurückgekämmt ist und so viel Gesicht preisgibt wie keine andere Frisur sonst, kann sich ungünstig auswirken, wenn viele Falten die Gesichtskonturen bestimmen. Oft ist der Pferdeschwanz die Frisur, die aus Bequemlichkeit gewählt wird. Deshalb unbedingt darauf achten, dass er immer ganz locker, fast ein wenig nachlässig gebunden wird. Lassen Sie ein paar einzelne Strähnen ungeordnet seitlich herausfallen – so ist der Pferdeschwanz ein toller Jungmacher.

Die klassische, akkurat gesteckte „Banane" (ein tief im Nacken in sich gedrehter Zopf, der am Hinterkopf festgesteckt wird) macht leicht älter, zumal wenn die Haare sehr ordentlich frisiert und sehr präzise hochgesteckt werden. Stecken Sie die Banane deshalb nur ganz lässig mit ein paar Klammern fest und ziehen Sie vorn hier und da noch ein paar Strähnen heraus – fertig ist der Jungmacher-Look.

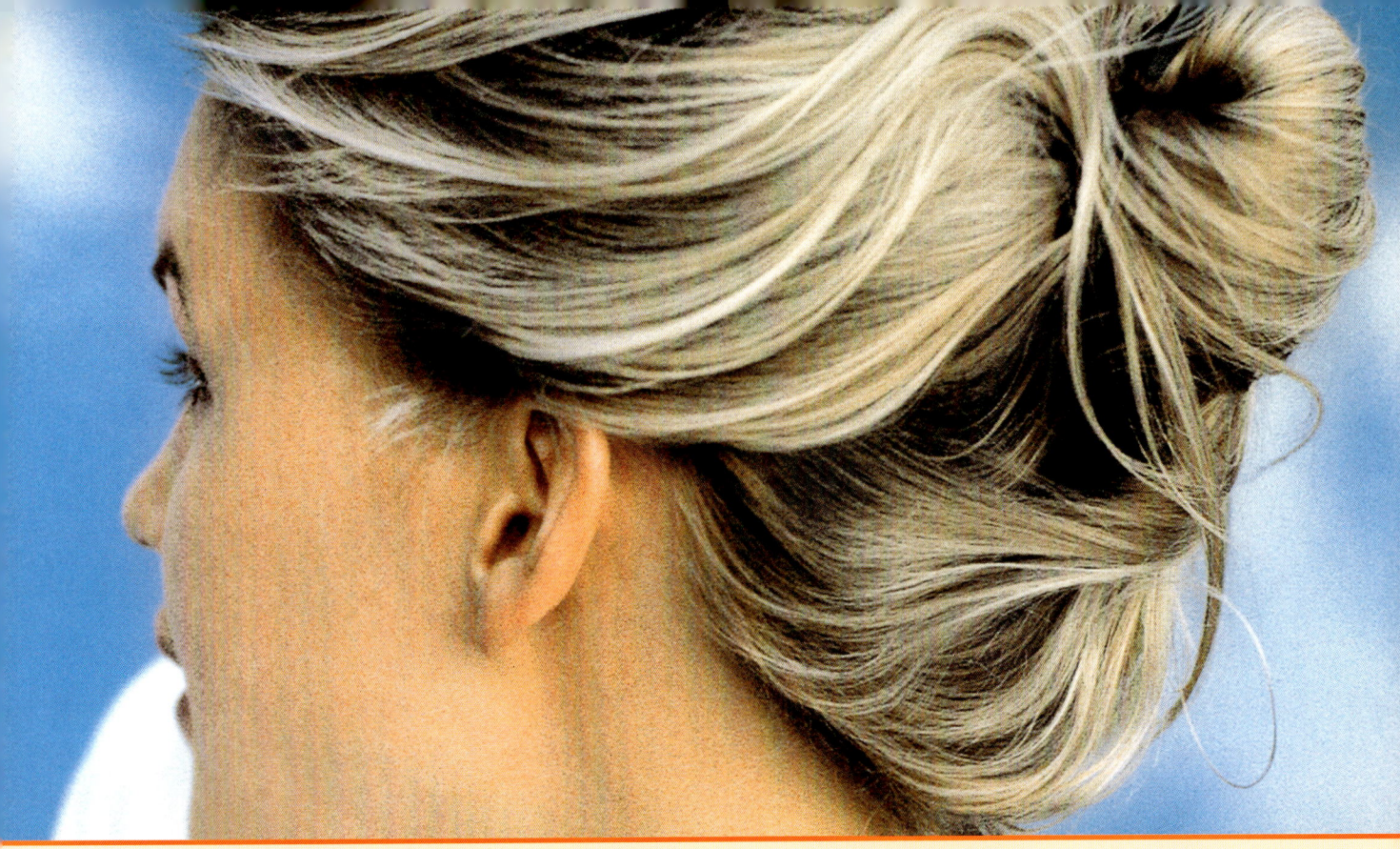

Jungmacher bei langem Haar: Die „Banane" nicht mit streng zurückgekämmtem Haar aufstecken, sondern in lockeren Strähnen.

HALBE LÄNGE

Ein idealer Schmeichler für fast jedes Alter ist die variable halbe Länge, also alles zwischen Kinn und Schulter. Hier gibt es tausend Schnittvarianten – vom stumpf geschnittenen Bob bis zum lässigen Fransenschnitt. Wenn Sie etwa Ihr glattes, feines, schulterlanges Haar die letzten Jahre in einem Zopf trugen, weil es bequem war, können ein paar Zentimeter weniger eine ganz neue Haarqualität herbeizaubern. Ein paar Zentimeter weniger, eine Volumendauerwelle, die Stand bringt, ohne das Haar zu kräftig zu locken, und dann den gesamten Kopf stufig geschnitten, lässige Fransen an den Seiten und ums Gesicht herum – Sie werden locker zehn Jahre jünger aussehen!

KÜRZER = JÜNGER?

Kurze Haare galten lange Zeit als Allheilmittel für eine Frau, die keine 20 mehr ist. Oft saßen Frauen einem Trugschluss auf, denn eine Kurzhaarfrisur, die konventionell geschnitten und unpassend gefärbt ist, macht auch eine 20-Jährige alt. Ein locker gestufter, leger gestylter Kurzhaarschnitt dagegen, bei dem das Haar seine natürliche Bewegungsfreiheit behält und der es in einer faszinierend vitalen Farbe erstrahlen lässt, kann sogar eine Frau um die 60 mindestens 15 Jahre jünger erscheinen lassen. Lassen Sie am Oberkopf und an den Seiten noch genug Länge, um das Styling variieren zu können: mal nach vorn ins Gesicht geföhnte Fransen, mal hinter die Ohren frisiert oder strubbelig.

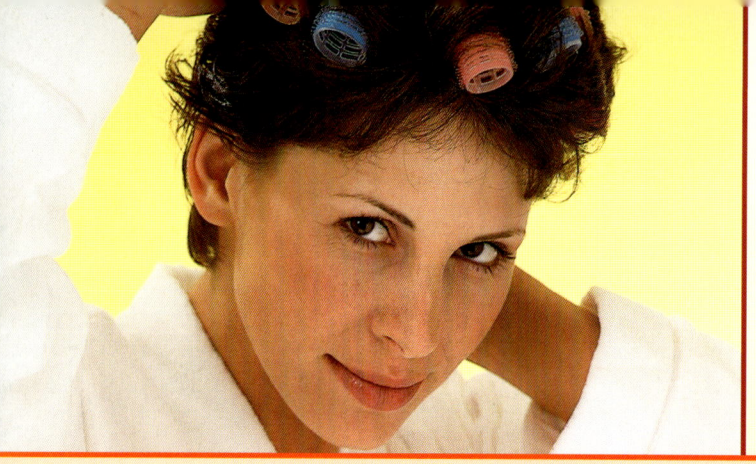
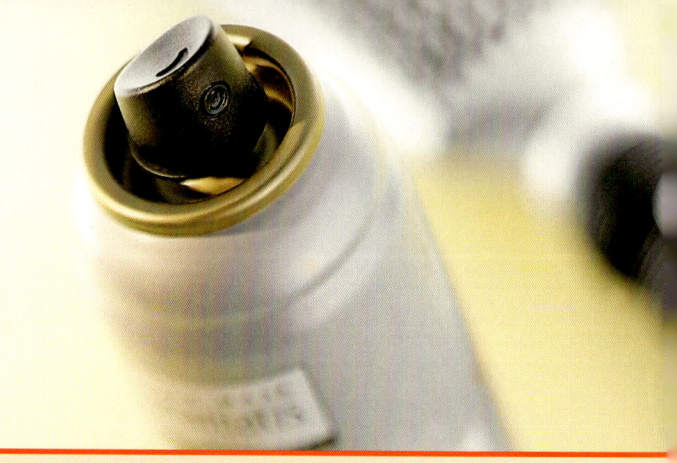

Typische Haarsünden — und wie es anders geht

Oft sind es alte Gewohnheiten, die den Weg zum optimalen Styling behindern: unsere Art und Weise, das Haar zu föhnen oder zu färben, ob wir Gel oder Spray benutzen. Hier ist Umdenken gefragt, um ein paar Jahre wegzumogeln.

HAARSPRAY? ABER BITTE MASSVOLL!

Finger weg von zu viel Haarspray! Die beliebteste Stylinghilfe jeder Frau, egal ob 15 oder 45, kann auch zu ihrem Feind werden. Zu viel Spray nimmt dem Haar seinen natürlichen Glanz und seine Bewegung. Manchmal kommt man mit der Sprühdüse einfach nur zu nah dran ans Haar. Wenn es schon zu spät ist und Sie dick eingesprühte, vom Spray verhärtete Strähnen statt locker fallendem Haar haben, keine Panik. Jetzt heißt es bürsten, was das Zeug hält. Bürsten Sie, bis das Haarspray wieder draußen ist. Ob Sie kräftig genug gebürstet haben, merken Sie an dem feinen Staub, der sich dabei entwickelt. Dann ohne weitere Zugabe von Stylingprodukten erneut stylen wie gewohnt. So bekommen Sie Ihr Haar wieder gut in Form.

TOUPIEREN – MIT VORSICHT

Das Toupieren mit einem feinzinkigen Stielkamm gehört für viele Frauen zum täglichen Frisieren. Allerdings raut das Toupieren mit Stielkamm die Schuppenschicht des Haares auf und schädigt es auf Dauer, da bei dieser Methode das Haar extrem fest gegeneinander geschoben und ineinander verwoben wird. Kommt dann noch eine tägliche Dosis Haarlack drauf, um die Pracht in Form zu halten, nehmen Sie dem Haar alles, was es an vitaler Ausstrahlung hat.

Was tun bei Frisuren, die ein bisschen Stand nötig haben? Nehmen Sie statt des Toupierkamms einfach Ihre Finger und schieben Sie die Haare leicht ineinander. Eine grobzinkige Bürste hat den gleichen Effekt. Achten Sie darauf, dass nur diejenigen Partien toupiert werden, die es nötig haben. Toupieren Sie auf kei-

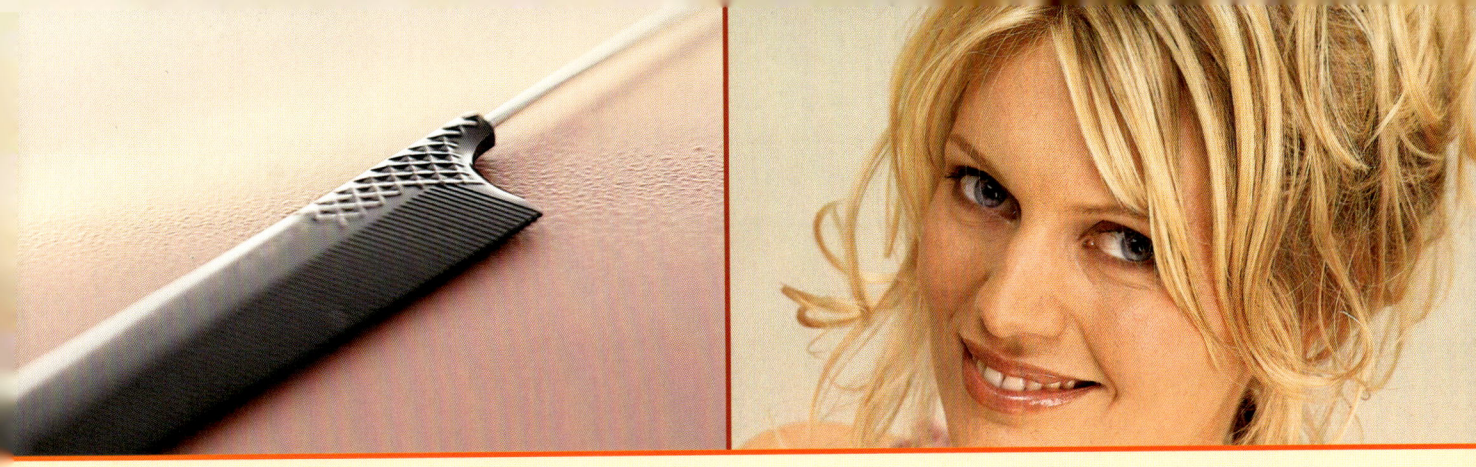

nen Fall den gesamten Kopf – das wirkt schnell unnatürlich. Statt Toupieren sorgen auch ein paar richtig gesetzte Wickler (siehe unten) für Volumen.

MEHR NATÜRLICHKEIT, BITTE!

Feind Nr. 1 jeder jugendlichen Frisur ist ein Zuviel an Styling, ein Frisieren „Haar für Haar". Verabschieden Sie sich von zu viel Perfektion. Sorgen Sie durch einen Schnitt mit vielen Jungmacherzutaten, wie Fransen, Stufen, Asymmetrien oder lebendigen Farben, für eine gründliche Basis. Und bringen Sie Bewegung ins Haar. Auch eine Hochsteckfrisur kann lässig aussehen – wenn ein paar Strähnen herausfallen. Alles, was Sie stylen, sollte locker, natürlich, fast zufällig aussehen – Entspannung fürs Haar sozusagen. Wenn Sie Ihr Haar länger tragen, sollten Sie zu Hause die Handgriffe üben, mit denen Sie es zwischendurch schnell einmal locker feststecken oder hochbinden können. Statt zu Hause viel zu sprühen und zu stecken, damit die Frisur den ganzen Tag hält, einfach Haarspray in handlicher Taschengröße und Haargummis oder -spangen einstecken.

Für mehr natürliches Volumen können ohne Stress auch leichte, schonende Volumenwellen sorgen. Sie sind nur halb so stark wie eine herkömmliche Dauerwelle und werden statt mit 70 bis 80 Wicklern nur mit etwa 35 Wicklern ins Haar eingebracht. Der Effekt ist wesentlich natürlicher als bei einer normalen Dauerwelle und haarschonender, da die Umformung des Haares so schwach ist, dass sie sich mit der Zeit wieder aushängt, während eine normale Dauerwelle herauswachsen muss und unschöne Übergänge ergeben kann. Die Volumenwelle verschwindet nach acht bis zehn Wochen; je länger und kräftiger das Haar ist, desto schneller hängt sie sich aus. Volumenwellen helfen also eher unsichtbar, indem sie Stand verleihen, statt eine Krause zu produzieren – damit eignen sie sich auch bei eher glattem Haar.

FARBE – CLEVER, NICHT AUFDRINGLICH

Wenn Sie im Fernsehen eine tolle Werbung gesehen haben, in der junge, dynamische Menschen ihre strahlend glänzenden, intensiv leuchtenden Haare schwingen, kann es passieren, dass Sie im Drogeriemarkt plötzlich fast unbewusst zu Farben wie „Pfirsich", „Mango" oder gar „Snow White" greifen, weil Sie endlich auch wieder ein bisschen Frische auf Ihr Haupt zaubern wollen. Haarfarben, die extrem künstlich wirken oder einfach nur ganz anders sind als Ihre Naturhaarfarbe, sind jedoch mit Vorsicht zu genießen. Gerade das Künstliche einer Haarfarbe kann sehr schnell unvorteilhaft aussehen und rückt Sie vielleicht auf eine Art in den Mittelpunkt, die Sie sich so nicht gewünscht haben. Jung bedeutet nicht grell. Lassen Sie deshalb die Finger von einer Signalhaarfarbe wie Knallrot oder Weiß, mit der Sie der Welt etwas beweisen möchten, wenn Sie eigentlich ein natürlicher Typ sind. Derartige Farblösungen wirken eher verzweifelt.

Personality Fresh-ups

Eine der wichtigsten Regeln für Ihren Beauty-Erfolg lautet: Ruhen Sie sich nicht auf alten Gewohnheiten aus! Jeder Trend ist einmal vorbei. Gönnen Sie sich das Abenteuer eines neuen Looks, und nicht nur dann, wenn ein einschneidendes Datum in Ihrem Kalender steht.

So mogeln Sie Jahre weg

Der richtige Haarschnitt bewirkt mehr als jede Schönheits-OP, so lautet meine Devise. Es gibt unzählige Möglichkeiten, einen Schnitt zu kreieren, der so unverwechselbar ist, wie Sie es sind. Im Mittelpunkt sollten dabei stets Ihre Persönlichkeit, Ihre individuellen Schönheitsattribute, aber auch Eigenheiten Ihres Gesichtes stehen. Gerade der Gesichtsausdruck kann sich im Laufe der Jahre stark verändern und die Betonung neuer Proportionen durch den Haarschnitt erforderlich machen.

DER SCHNITT

Ein moderner Schnitt betont den natürlichen Charakter des Haares und setzt auf Dynamik. Er bringt Glanz und Struktur des Haares optimal zur Geltung. Ein solcher Schnitt wirkt sehr viel moderner als zu streng frisiertes Haar. Ein weiterer Pluspunkt: Sie sparen sich aufwändiges Hairstyling und profitieren von einer legeren, gepflegten Optik.

FRANSEN, STUFEN, PONYS

Jungmacher Nr. 1: Fransen, Fransen, Fransen! Mit ihnen lässt sich nahezu jeder Schnitt verändern und moderner machen. Softe Fransen, die das Gesicht locker umspielen, rücken die richtigen Partien ins Licht und kaschieren andere unauffällig. Fransen sind ideale Schmeichler, um harte Konturen gefälliger zu machen. Ums Gesicht herum können sie, etwa nach vorn frisiert, ungünstige Stellen wie zu viele Falten um die Augen oder ein fliehendes Kinn kaschieren, im Nacken tarnen sie einen etwas zu fülligen Hals. Fransen sind verspielter und weicher als eine harte, gerade Haarlinie. Nichts wirkt so sehr wie ein paar Fransen an der richtigen Stelle!

Wer einen lebendigen, bewegten Eindruck bevorzugt, der auch Farbeffekte toll zur Geltung bringt, sollte auf Stufen setzen. Stufen bringen mehr Bewegung in jeden Schnitt und ermöglichen fließende Übergänge vom kurzen Pony zum langen Haar am Hinterkopf. Das macht jünger. Stufen heben auch Farbreflexe hervor, da die optisch durch die Farbe erzielte Bewegung durch die tatsächliche Bewegung des Haares unterstützt wird. Stufen lockern auf, die Frisur sieht zufälliger, spielerischer aus.

Und Ponys? Sie sind wahre Zauberkünstler, was das Wegmogeln von Jahren angeht. In schier endlosen Variationen eignet sich ein Pony etwa, um einen symmetrisch konturierten, strengen Schnitt aufzulockern und ihm eine mädchenhafte Note zu geben. Toll für fröhliche Gesichter, aber auch die perfekte Retusche für ein langes Gesicht. Ein überlanger, lässiger Pony lenkt die Aufmerksamkeit von Stirnfalten ab und auf die Augenpartie hin. Ein Pony bringt Dynamik in langes Haar und neuen Pfiff in einen Bob. Ein kurzer, stumpf geschnittener Asia-Pony (Asiatinnen tragen ihn häufig) sorgt für ein Plus an Persönlichkeit und Unverwechselbarkeit. Der Pony lenkt die Aufmerksamkeit auf Ihr Gesicht – und bringt es zum Strahlen!

FARBIGE HIGHLIGHTS

„Make-up fürs Haar" könnte man die Farbwelt nennen, aus der Sie schöpfen dürfen, um die besten Ergebnisse für Ihren Look zu erzielen. Lassen Sie Ihr Haar glänzen! Geben Sie Ihrem Haar Licht! Strähnen, eine, zwei oder drei Nuancen heller und locker über den Kopf verteilt, sorgen sofort für mehr Bewegung und Lebendigkeit – und das in jeder Farbwelt von Blond bis Braun. Gerade für Dunkelhaarige ist das ein Top-Jungmacher-Thema. Wenn die Farbe über die Jahre hinweg zu hart für Ihr Gesicht geworden ist, also der Kontrast von Haarfarbe und Gesichtshaut unstimmig wird, können ein paar Strähnen den Gesamteindruck spürbar auffrischen. Aber Vorsicht! Zu helle Strähnen, die blockartig auf die gesamte Haarlänge aufgetragen werden, wirken künstlich. Hier sind unbedingt kreative Farblösungen gefragt.

HAIRSTYLING

Erst das richtig eingesetzte Föhnstyling verleiht den Haaren Glanz und Spannkraft. Aber: Föhnen heißt heute nicht mehr akkurates Styling Haar für Haar. Man stylt strähnig, leger und lässt dem Haar stets Bewegungsfreiheit. Wenn Sie Wickler benutzen: Nehmen Sie nur sechs bis acht Stück und wickeln Sie Ihr Haar nicht zu nass, das gibt zu viel statisches Volumen. Brauchen Sie Fülle am Oberkopf? Dann geben Sie einen großen Wickler ins Haar, der ein paar Minuten während des Stylens drinbleibt, so sparen Sie sich das Toupieren.

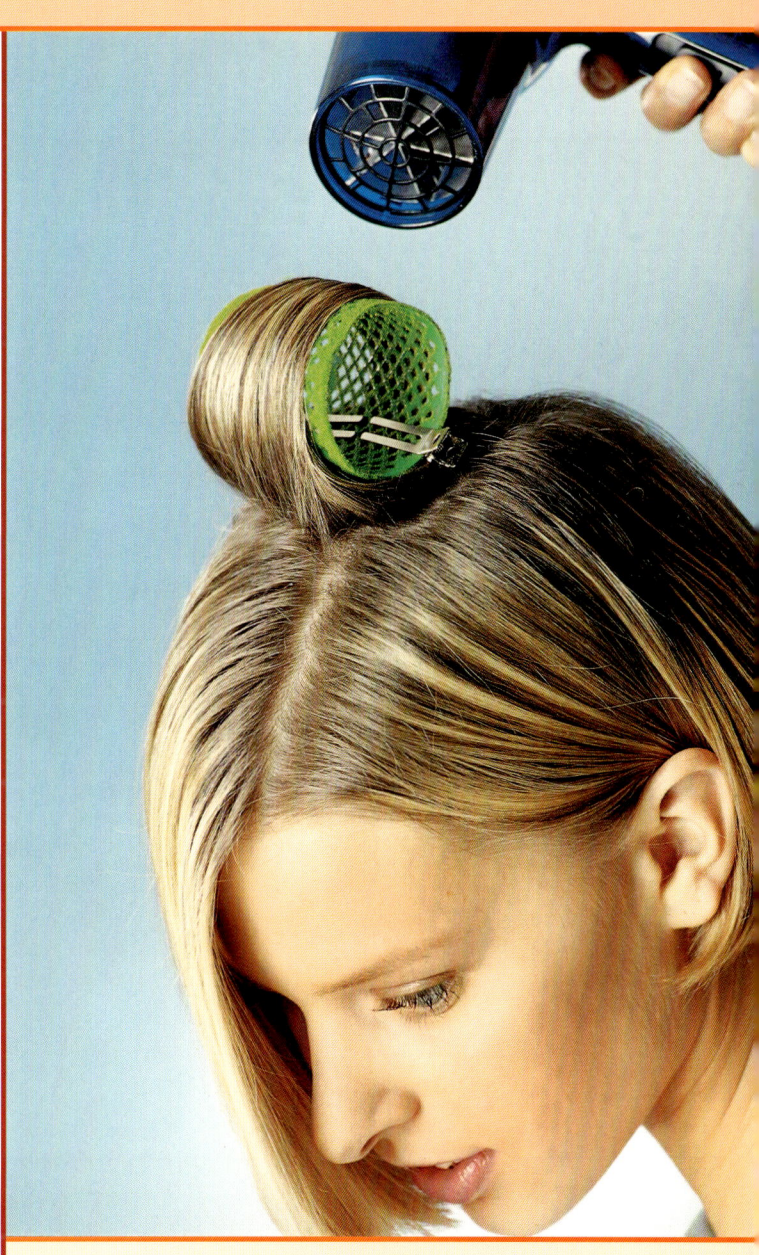

Bewegungsfreiheit ist auch beim Föhnstyling wichtig. Verwenden Sie nur wenige große Wickler.

Graues Haar:
Farbe oder Natur?

Wohl kaum eine Veränderung berührt uns so sehr wie das Auftauchen der ersten grauen Haare. Kein Grund zur Panik! Individuelle Farbbehandlungen ermöglichen heute einen flexiblen Umgang mit grauem Haar. Und vielleicht freunden Sie sich ja auch mit dem neuen Farbton an?

Die widersprüchliche Magie des Grau

Grau ist eine hochemotionale Farbe – weil sie niemanden unberührt lässt. Fast jeder bekommt im Laufe seines Lebens graue Haare – daran führt kein Weg vorbei. Und es bedeutet fast immer einen Einschnitt, der für viele nicht unproblematisch ist. Oft befällt uns Panik, wenn wir die ersten grauen Haare im Spiegel sehen. Weil sie uns daran erinnern, dass die Zeit vergeht. Aber ein graues Haar bedeutet noch nicht, dass Sie morgen schon vollständig grau werden. Das ist meist ein Prozess, der mehrere Jahre, manchmal Jahrzehnte in Anspruch nimmt. Und „grau" ist auch nicht gleichzusetzen mit „alt".

Frauen galten früher mit dem Auftauchen der ersten grauen Haare als „alt", Männern dagegen – so sagt man – verleihen die Grauen Ausstrahlung. Sehr frühes Ergrauen kann durchaus ein Problem darstellen – für Frauen und Männer. Für alle, die daran etwas ändern wollen, gibt es eine Fülle von Alternativen zum reinen „Grau in Grau". Allen, die zu ihrem grauen Haar stehen, kann es, wenn es gepflegt und auf Hochglanz getrimmt ist, neue Attraktivität verleihen. Es sind längst nicht mehr nur die Männer mit den grauen Schläfen, sondern auch selbstbewusste Frauen, die das Grau wie einen silbernen Kopfschmuck tragen.

EIN PAAR FAKTEN

Graues Haar ist eigentlich transparentes, unpigmentiertes Haar. Es entsteht – und das ist weitgehend genetisch festgelegt –, wenn im Haarfollikel von den Melanozyten kein Haarfarbstoff (Melanin) mehr produziert wird. Graues Haar ist meist härter und glasiger als pigmentiertes Haar. Es reagiert anders auf Haarfärbungen und lässt sich auch meist schwerer chemisch umformen. Vereinzelte graue Haare fallen noch nicht allzu sehr auf, erst eine größere Anzahl unpigmentierter Haare lässt den Eindruck silbriger, grauer Haare entstehen. Vorsicht ist bei grauem Haar mit Rückständen von Styling- und Pflegeprodukten geboten, denn sie hinterlassen einen unerwünschten Gelbstich.

KÖNNEN HAARE ALTERN?

Eine Überraschung: Haare altern nicht entsprechend unserem körperlichen Alterungsprozess, sondern haben ihre eigene, vom biologischen Alter unabhängige Lebensdauer. Diese beträgt zwischen sechs und acht Jahren. Auf Ihrem Kopf befinden sich also zur selben Zeit immer etwa gleich viele „frische" und schon ältere Haare. Das bleibt bis ins hohe Alter so – allerdings lässt die Aktivität der Haarwurzeln mit der Zeit nach. Faktoren wie Stress, Hormonbehandlungen, falsche Ernährung und Rauchen beschleunigen den Alterungsprozess des Haares.

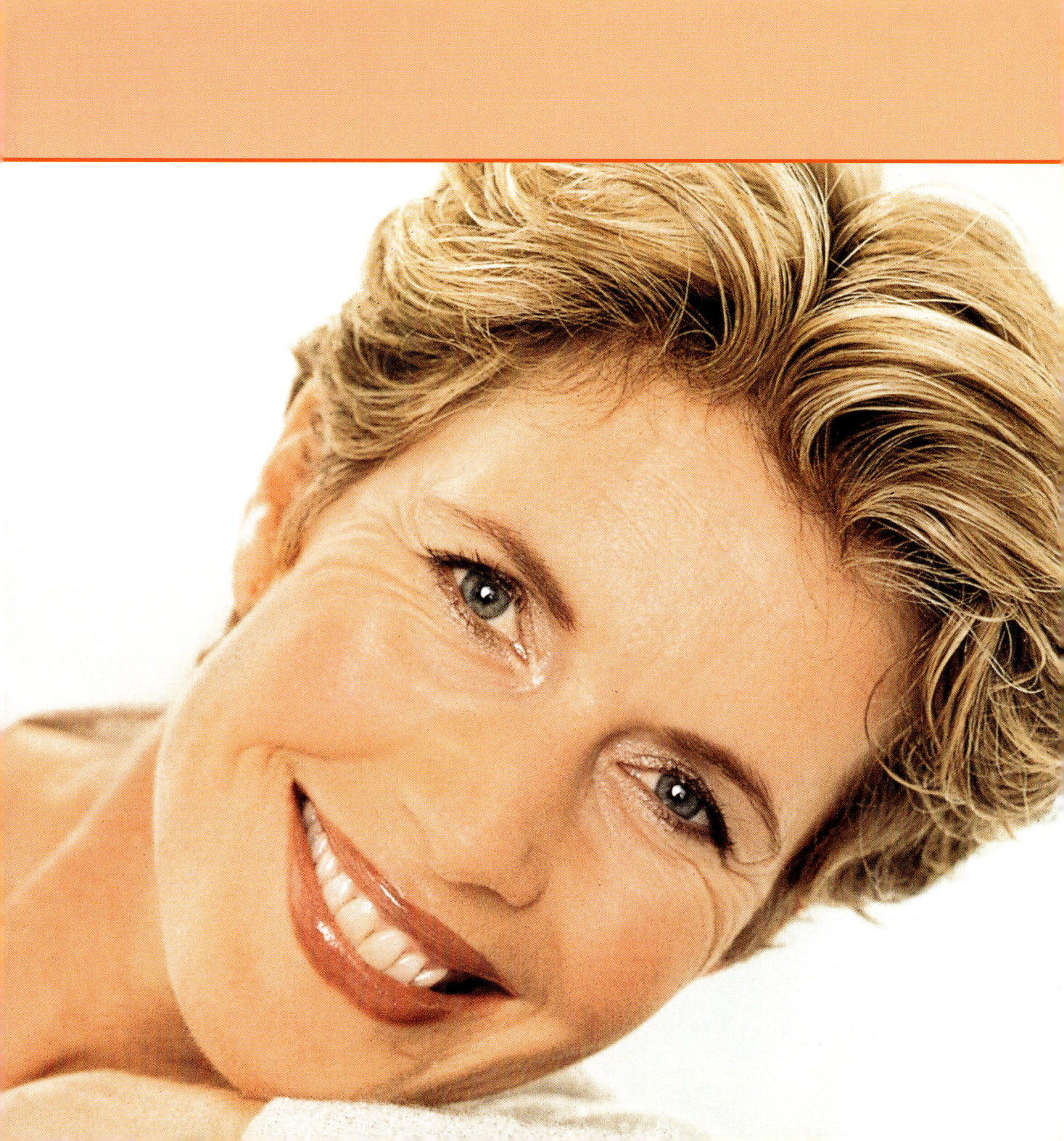

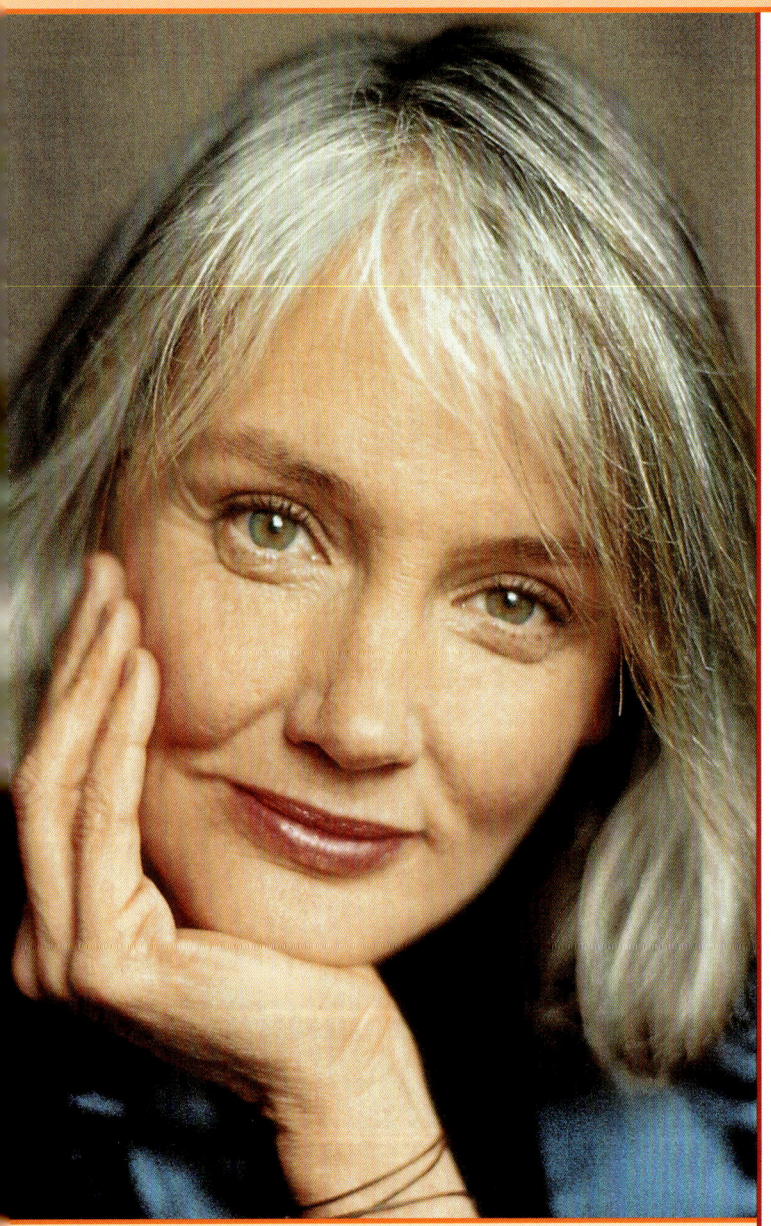

Kein bisschen graue Maus: Raffinierte Farbeffekte lassen sich zum Beispiel mit Strähnen im Naturton erzielen.

Farbe – die Welt der Möglichkeiten

Grau macht dadurch, dass es ein Zeichen für fortgeschrittenes Alter ist, fast jeden ein Stück älter. Aber es gibt eine Fülle von Möglichkeiten, wie Sie kreativ mit Ihrem grauen Haar umgehen können. Wenn Sie auf ein jugendliches Image setzen wollen: Nutzen Sie nicht nur die simple Coloration. Speziell auf Ihre Bedürfnisse zugeschnittene Farblösungen erwecken Ihr Haar zu neuem farbigem Leben!

DIE ERSTEN GRAUEN HAARE

Wenn sich die ersten grauen Haare bemerkbar machen, ist eine Softtönung ideal, um für eine Farbauffrischung zu sorgen. Mit der Softtönung wird die Farbe der Haare anders nuanciert, sie deckt wenig Grau ab, sorgt aber für phantastischen Glanz. Bei blondem Haar lässt sich mit unterschiedlich nuancierten Strähnen das Grau herrlich „verwischen". Bei dunklem Haar, bei dem das Grau naturgemäß am meisten auffällt, können die ersten Grauen den Start in eine neue, hellere Farbwelt bedeuten. Möglicherweise haben Sie auch Lust auf Experimente mit Strähnen oder anderen Haarfarben, die tolle Farbschattierungen im Bereich von Rot oder Rotbraun ermöglichen?

WIE VIEL PROZENT GRAUANTEIL?

Mit Zahlen wie 20, 50 oder sogar 100 Prozent wird der Anteil grauer Haare am Gesamthaar angegeben. Ab etwa 20 Pro-

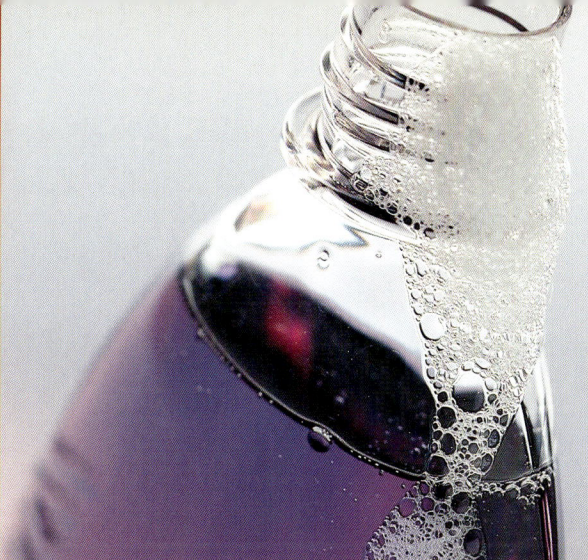

zent reicht eine Softtönung nicht mehr aus. Jetzt wirkt die Intensivtönung ideal. Bei höheren Grauanteilen – bei dickem Haar etwa ab 30, bei feinem Haar ab 50 Prozent – erzielt man mit einer Coloration die besten Ergebnisse.

GRAUREDUKTION

Eine Möglichkeit, früh auf die ersten Grauen zu reagieren, besteht darin, gezielt Strähnen in Ihrem Naturton zwischen die ersten grauen Haare zu setzen. Das heißt, man wechselt nicht die gesamte Haarfarbe, sondern setzt im Naturton, der noch im Resthaar vorhanden ist, einzelne Strähnen ins Haar. Der Vorteil: Es entsteht kein stark sichtbarer Ansatz wie bei einer 100-prozentigen Färbung. Das Ergebnis wirkt dadurch sehr natürlich. Mit dieser Art der Graureduktion kann bei einer steigenden Zahl grauer Haare ein raffinierter Farbeffekt über lange Jahre hinweg erzielt werden. Etwa alle drei Monate sollte man die Strähnen auffrischen lassen.

ZURÜCK ZUR NATUR

Und was tun, wenn man plötzlich doch wieder zum Grau zurückmöchte? Das einzige probate Mittel ist der Kurzhaarschnitt. Es braucht ein bisschen Mut, um einen grauen Ansatz herauswachsen zu lassen, aber nur so kann es überhaupt gehen. Wenn der Ansatz zu hart erscheint oder einzelne Partien bereits stärker grau herausgewachsen sind als andere, lassen sich Übergänge vom Grau zu noch gefärbten Partien mildern, indem man Strähnen in den Ansatz setzt und die grauen Haare ungefärbt, als Eyecatcher, etwa im Gesichtsbereich übrig lässt. Durch den schrittweisen Abbau der Strähnen treten die Grauen mit der Zeit in den Vordergrund.

TIPP

Grau — ein schöner Farbton

➤ Wenn Sie sich für Ihr graues Haar entschieden haben, gilt es, die graue Pracht zu pflegen. Silbershampoos und -spülungen sorgen für einen edlen Glanz und verhindern den durch Nikotin, Sonne und beispielsweise Küchendunst verursachten Gelbstich. Wichtig: Verwenden Sie diese Produkte nicht bei jeder Haarwäsche, sonst kommt es zu einem fliederbläulichen Schimmer im Haar, alle zwei bis drei Haarwäschen ist ausreichend.

➤ Wichtig bei Grau: Make-up und Styling müssen stimmen, können ruhig auch ein wenig extravagant sein.

➤ Nicht selten wird graues Haar mit der Zeit trockener. Hier helfen Shampoos mit pflegenden Proteinen.

➤ Eine Softtönung trägt dazu bei, dass das Haar seinen brillanten Naturzustand behält. Nuancen wie „Silberblond" oder „Eisblume" werden von fast allen Herstellern angeboten. Einwirkzeit: 8 bis 15 Minuten.

Beautystory –
Jung mit Schwung

Jünger aussehen durch die richtige Frisur – wer wünscht sich das nicht? Dass es ganz leicht ist, ein paar Jahre wegzumogeln, zeigt Brittas Beispiel.

Ein paar Jahre weniger, bitte!

Britta hat ihren Stil gefunden: modisch, natürlich und sehr gepflegt. Sie trägt einen eher strengen, meist schlicht nach hinten gekämmten Pagenkopf, der ihr klassisch schönes Gesicht betont und einfach zu frisieren ist. Jetzt wünscht sie sich aber etwas mehr Schwung, der am besten auch noch ein paar Jahre wegzaubert. Dabei sollen die schulterlangen Haare aber auf keinen Fall zu kurz geschnitten werden. Auch von drastischen Farbveränderungen hält Britta nichts. Klingt gar nicht so einfach: eine Aktualisierung, ohne jedoch die Frisur zu stark zu verändern. Aber es geht: Jugendlichkeit lässt sich durch eine geschickte Kombination von Farbe und Schnitt erzielen – ohne künstlich zu wirken. Das macht dann in der Regel auch Lust auf neue Stylings, die Britta jedoch mit äußerster Zurückhaltung angeht, denn sie ist eine „Vorsichtige" und steht größeren Veränderungen eher skeptisch gegenüber.

WAS RÄT DER PROFI?

Da Britta sich eine Veränderung in der vorhandenen Haarlänge wünscht, ist ihr ein „New Bob" zu empfehlen: ein moderner Pagenkopf, bei dem das gesamte Haar leicht stufig geschnitten wird. Die Stufung über den gesamten Kopf hinweg sorgt für mehr Fluss im Haar, es wirkt aufgelockerter und macht dadurch jünger. Diesen Schnitt kann man fransig und sehr lässig stylen oder voluminös und natürlich – ganz nach Lust und Laune. Der „New Bob" kommt Brittas Haaren sehr entgegen, denn sie hat zwar feines, aber viel Haar, das durch die richtige Stufung optimal unterstützt wird und seinen Schwung besser zur Geltung bringt.

Zusätzlich kann ein wenig Farbe eingesetzt werden, um Brittas hellbraunes Haar noch attraktiver zu machen – etwa mit einer natürlichen Strähnenvariante in den Farbtönen Kupfer und Schokobraun, die den Haarcharakter „verjüngt", indem sie das Haar lebendiger gestaltet.

DER SCHNITT

Nachdem die fast schulterlangen Haare auf eine Länge etwas unterhalb des Kinns gebracht wurden, wird der gesamte Kopf locker durchgestuft. Dabei wird aber eine gewisse Länge des Deckhaares erhalten, die später verschiedene Stylings ermöglicht. Eine weich gestufte, fedrig ausgedünnte Vorderpartie bringt Bewegung in das Haar rund ums Gesicht. Der stumpf geschnittene Nacken stützt das Volumen des Hinterkopfes. Das vorhandene Volumen kommt so allein durch den Schnitt des Deckhaares und nicht erst nach langwierigen Stylingprozeduren zustande. Wenn das Haar außerdem an den Seiten weich fällt, statt wie zuvor kompakt am Gesicht zu liegen, sorgt das gleich

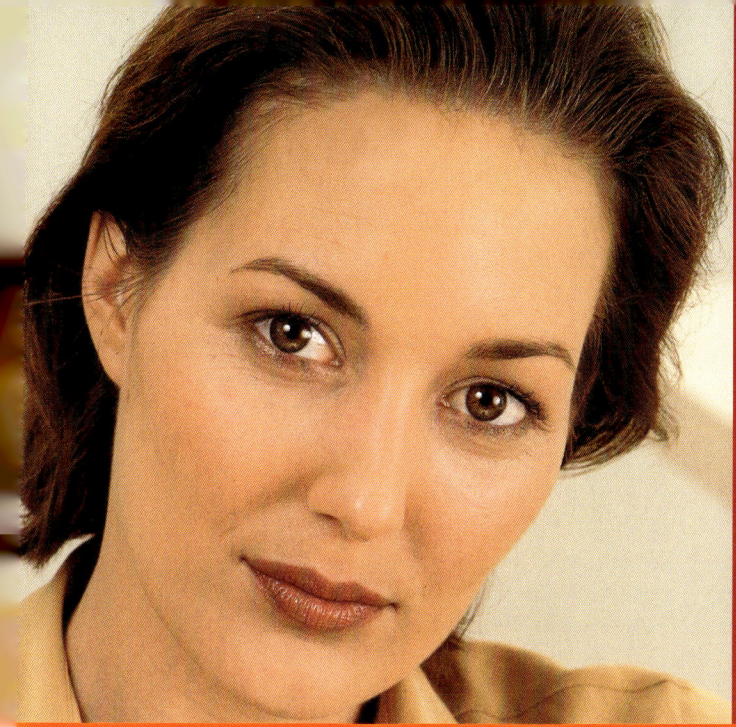

Die Ausgangssituation: Britta trägt ihr Haar streng nach hinten gekämmt.

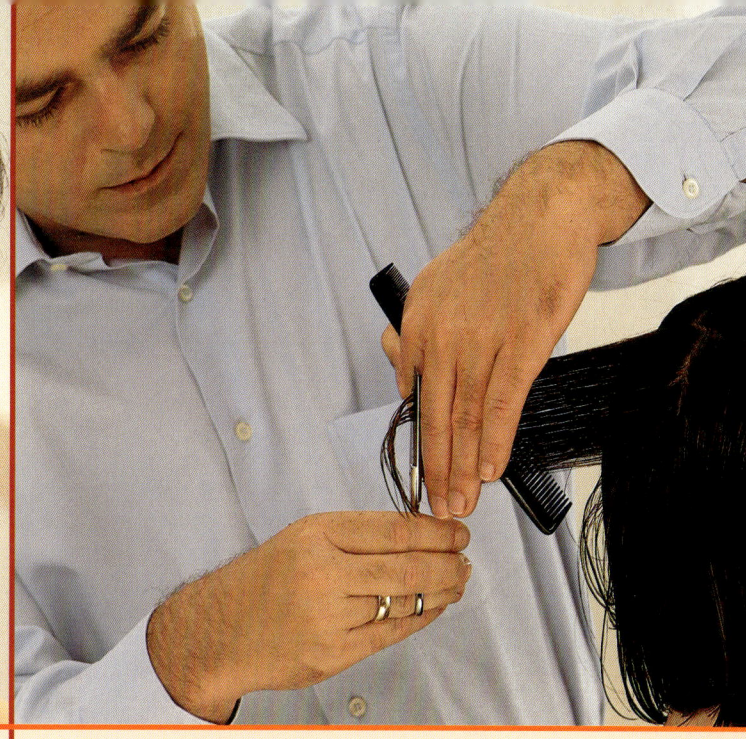

Die Haare werden auf eine Länge gebracht und über den gesamten Kopf locker durchgestuft.

für ein frischeres, lässigeres Bild. Zusätzlich wird ein Pony eingearbeitet – ein toller Jungmacher. Der Pony fällt halblang, ausgedünnt ins Gesicht. Er wird in drei verschiedenen Lagen geschnitten, um möglichst viel Variabilität zu erreichen. Die erste, kürzeste Lage reicht bis zu den Augenbrauen, die zweite bis zur Augenpartie und die dritte Lage fast bis zur Nasenwurzel. So lassen sich ganz verschiedene Effekte erzielen: Der Pony kann voll ins Gesicht geföhnt oder mit ein wenig Gel oder Wachs fransig auseinander gezupft werden.

FARBE

Einzelne Strähnen in Kupfer und Schokobraun werden versetzt in die Haare eingearbeitet, um einen möglichst natürlichen Effekt zu erzielen und einen zu starken Ansatz beim Herauswachsen zu vermeiden. Der Naturton wird dafür zuerst mit einer

Blondierung leicht aufgehellt und danach mit zwei Farben eingetönt. Ein sattes Schokobraun und ein lebendiges Kupfer entsprechen mit ihrer Herkunft aus der warmen Farbwelt sehr gut Brittas eher gelblichem Hautton.

PFLEGE

Brittas farbbehandeltes Haar braucht Shampoo, Spülung und Haarkur auf Proteinbasis, um das Haar glänzend und gesund zu erhalten. Zusätzlich ist ein Colour-Gloss, ein schaumförmiges Farbpflegeprodukt aus der Kupfer-Schoko-Welt, für die Farbauffrischung zwischendurch sinnvoll. Es wird etwa alle zwei Wochen nach der Haarwäsche ins Haar gegeben und wie eine Haarkur für 10 bis 15 Minuten zum Einwirken auf dem Haar belassen. Es lagert zusätzliche Pigmente am Haar an, die für dauerhafte Farbbrillanz sorgen.

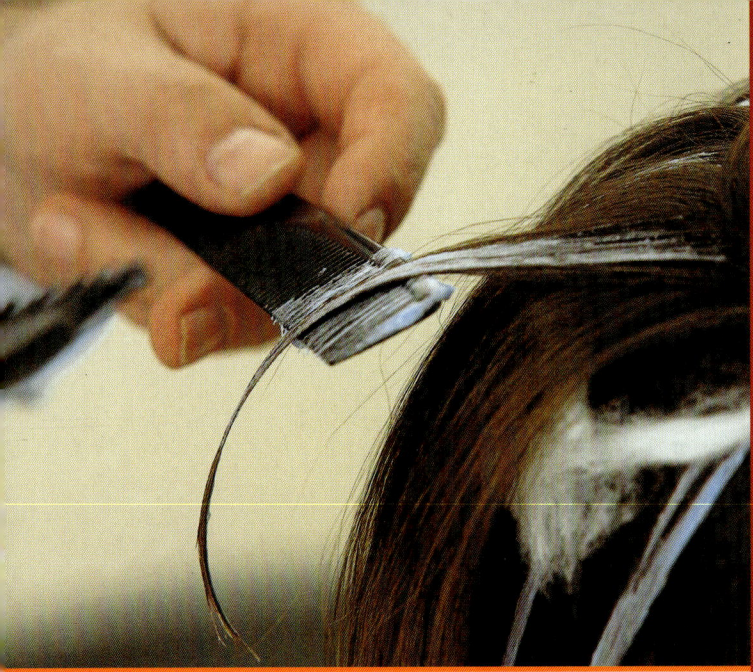

Einzelne Haarsträhnen werden erst mit Blondierung aufgehellt und später eingetönt.

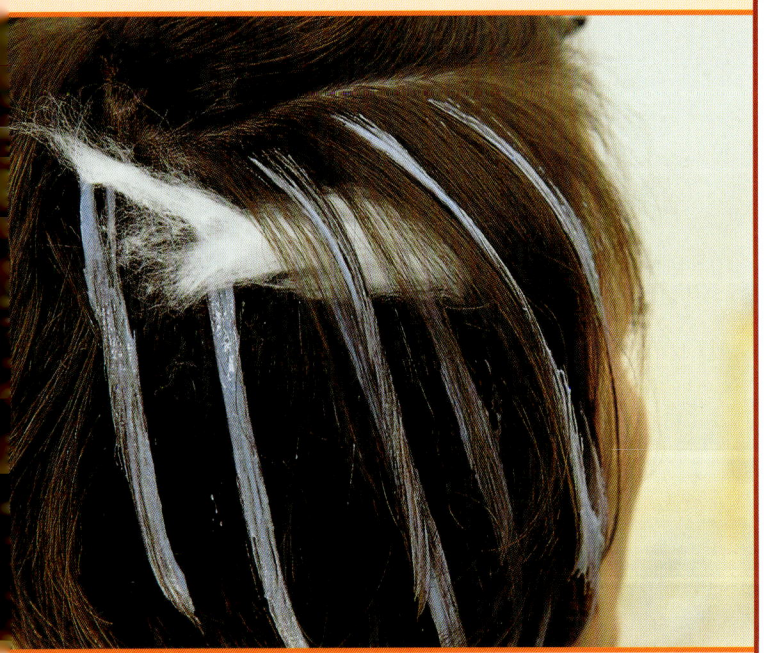

Durch die versetzt eingearbeiteten Strähnen wird ein sehr natürlicher, lebendiger Effekt erzielt.

STYLING

Sorgfältiges Antrocknen ist für ein optimales Volumenstyling wichtig. Mit der Rundbürste wird das Haar partienweise von vorn nach hinten auf Struktur geföhnt. Das heißt, die Rundbürste wird nicht so sehr zum Formen des Haars, sondern vielmehr zum Volumengeben eingesetzt. Einzelne, dicke Haarpartien werden mit der Rundbürste in einer möglichst geraden Bewegung vom Kopf weg und nach unten geföhnt. Dadurch erhalten die Haare viel Glanz und einen natürlichen Schwung. Das Finish wird mit den Händen gemacht: die Haare locker aufschütteln, ohne sie zu sehr zu zausen, ein wenig Glanzspray darüber – mehr ist nicht nötig. Der „New Bob" ermöglicht eine Vielfalt an Stylings. Für eine klassisch-moderne Variante wird das Haar nach innen geföhnt und anschließend locker zurückgekämmt, so dass es viel Schwung bekommt. Will sich Britta einmal an einen wuschelig lässigen Look wagen, steht auch dem nichts im Wege: Beim Antrocknen mit den Fingern in kreisenden Bewegungen am Ansatz für Volumen sorgen, anschließend das Haar über Kopf leicht mit Spray fixieren und dann mit den Fingerspitzen und Gel aufwuscheln. Der fransige Charakter der Haarsträhnen rund ums Gesicht wird betont, indem ein festigendes Gel nach dem Antrocknen ins Haar gegeben und es nach Wunsch modelliert wird.

WAS SAGT DIE KUNDIN?

Britta war eher skeptisch. Die Veränderung war ihr im ersten Moment zu stark: der Schnitt ein wenig zu kurz geraten, das Farbergebnis auffällig. Doch am nächsten Tag hat sie sich schon gut an die neue Frisur (Foto rechte Seite) gewöhnt und sie freut sich über die Komplimente ihrer Freunde.

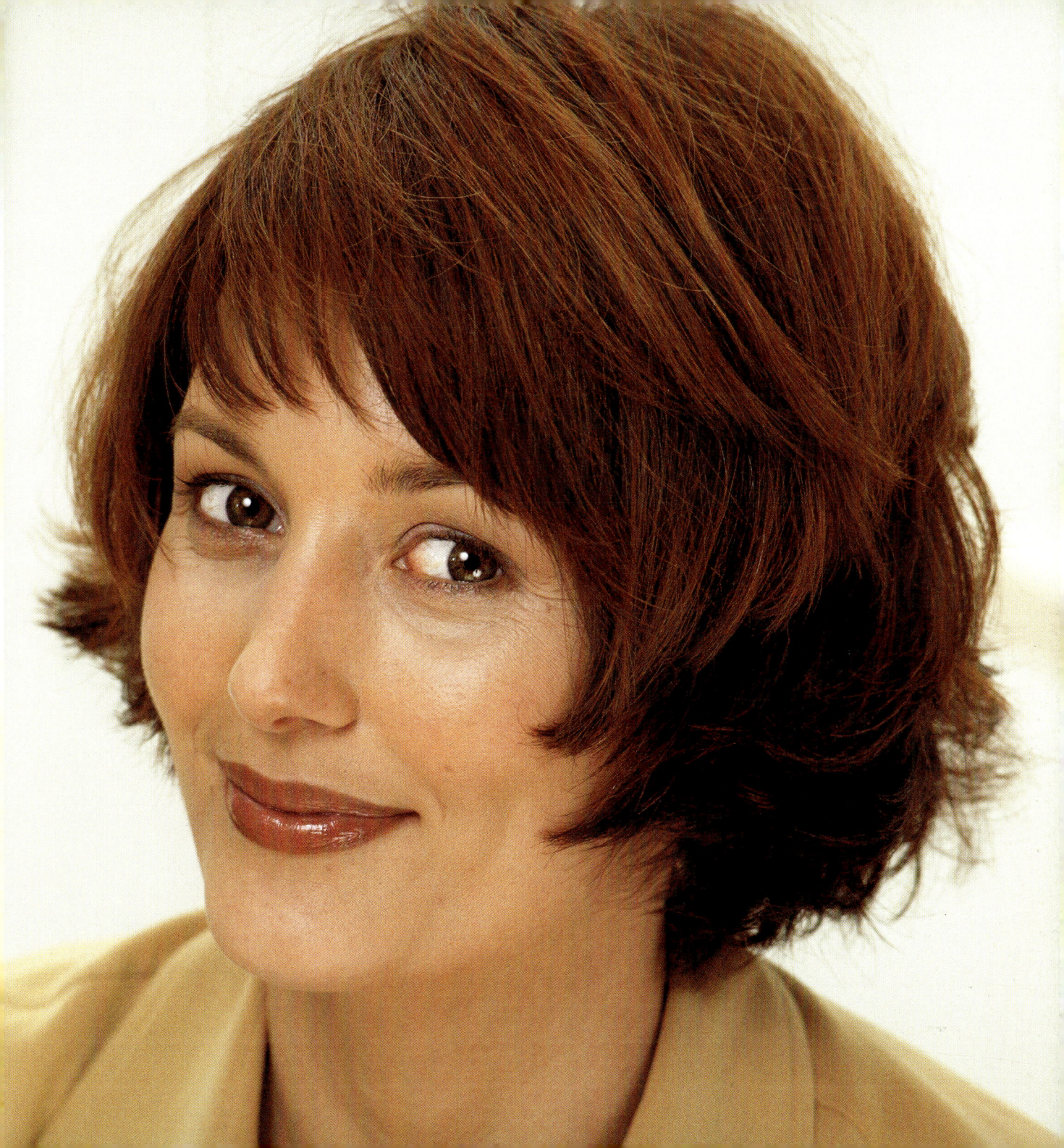

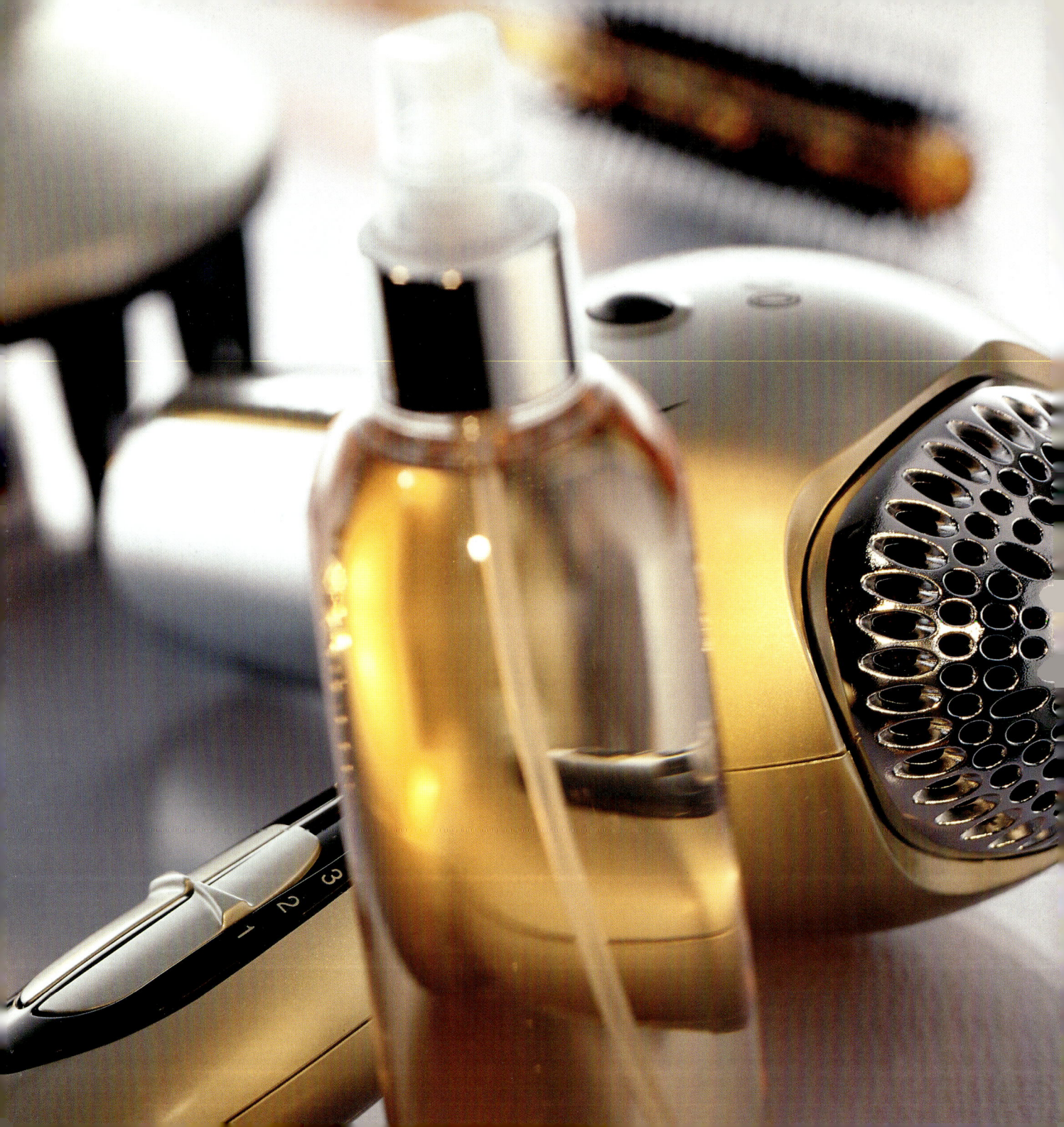

STYLING, CARE & CO.

Ein perfekter Haarschnitt steht am Beginn jeder neuen, attraktiven und typgerechten Frisur. Viele Frauen schrecken jedoch vor dem täglichen Styling zurück. Aber das ist eigentlich schnell gelernt. Mit den Tipps in diesem Kapitel werden Sie selbst zum Stylingprofi!

Jedes Haar ist anders — Ihr Haartyp

Ob Ihr neuer Schnitt optimal sitzt und das Styling schnell geht, hängt auch von Ihrem Haartyp ab. Die Haarkosmetikindustrie hält für jeden Haartyp maßgeschneiderte Produkte bereit.

Pflege? Haargemäß!

Haarpflege ist eine Sache des Haartyps. Ob Sie feines, fettiges oder trockenes Haar haben – für jeden Haarzustand gibt es heute speziell entwickelte Produkte. Kennen Sie Ihren Haartyp?

NORMALES HAAR

Normales Haar ist gesundes und unkompliziertes Haar. Es ist weder zu fettig noch zu trocken und zeigt keine sichtbaren Spuren von Schädigung. Dieses Haar ist zwar leicht zu pflegen, profitiert aber ebenso von guter Pflege mit hochwertigen Produkten wie Problemhaar. Achten Sie auf genug Feuchtigkeit in Ihren Pflegeprodukten! Mit regelmäßig angewandten Spülungen und Kuren erhalten Sie Ihr Haar ohne weiteres gesund.

FETTIGES HAAR

Eine Überaktivität der Talgdrüsen ist verantwortlich für fettig und strähnig erscheinendes Haar. Größtes Handicap: Die übermäßige Talgproduktion erschwert das Styling. Massieren Sie die Kopfhaut einmal pro Woche mit einem Brennnesseltonikum, das saugt das Fett auf. Angenehm für die Kopfhaut ist auch eine Massage mit Teebaumöl, das beruhigt. Tägliche Wäschen mit aggressiven Shampoos reizen die Kopfhaut nur zusätzlich. Verwenden Sie unbedingt ein mildes Shampoo speziell für fettiges

Haar. Gut sind auch Ölkuren, also Haarkuren, die beispielsweise auf Citrus- oder Olivenöl basieren. Wichtig vor allem bei feinem Haar: Nach der Ölkur das Haar mit etwas Shampoo aufschäumen und hinterher gründlich ausspülen.

TROCKENES HAAR

Trockenes Haar entsteht, wenn die Talgdrüsen zu wenig Fett produzieren. Statt nun auf reichhaltige Pflegeshampoos zu setzen, die das Haar unnötig beschweren, sollten Sie Produkte wählen, die Ihr Haar mit ausreichend Feuchtigkeit versorgen. Feuchtigkeit spendende Inhaltsstoffe wie Aloe Vera oder Panthenol (Provitamin B_5) finden sich sowohl in Shampoos als auch in Spülungen und Haarpackungen. Sehr empfehlenswert sind auch Schnellkuren, Intensivkuren oder Haarmasken mit pflegenden Ölen wie Maiskeimöl oder Weizenkeimöl.

STRAPAZIERTES HAAR

Durch vielfältige chemische und mechanische Belastungen wie Farbbehandlungen, Stylingstress, eine falsche Dauerwelle oder Blondierungen kann das Haar strapaziert werden. Das lässt sich aber mit geeigneten Produkten eindämmen. Wichtig sind Inhaltsstoffe wie Panthenol und Milchproteine, die sich am Haarkeratin anlagern, die obere Haarschicht glätten und das Haar insgesamt widerstandsfähiger machen.

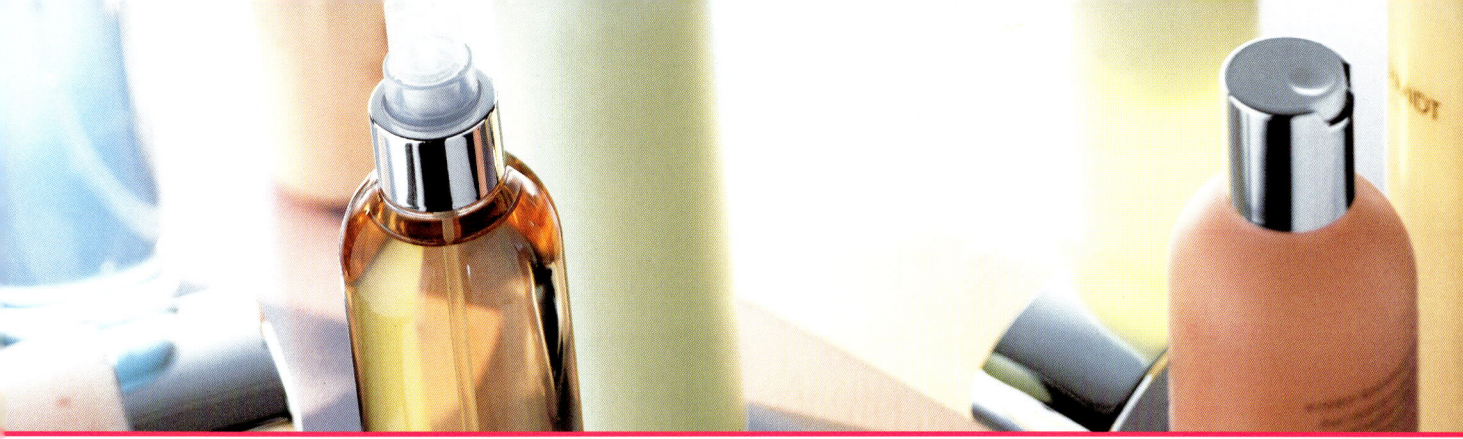

Normales, feines oder strapaziertes Haar? Mit der richtigen Produktpalette sorgen Sie für optimale Pflege.

FEINES, WEICHES HAAR

Problem Nr. 1 für viele Frauen ist feines, „fliegendes" Haar, mit dem sich kaum eine voluminöse Haarpracht zaubern lässt. Da feines Haar aber in den meisten Fällen normales Haar ist, helfen moderne Body-Formeln und Volumenprodukte für Pflege und Styling, die Stand und Kraft ins Haar bringen. Eine Neuheit, die nicht nur in der Hautpflege, sondern auch in der Haarkosmetik als Wirkstoff geschätzt wird: grüner Tee. Extrakte aus grünem Tee wirken stabilisierend auf das Haar, es wird widerstandsfähiger und erscheint kräftiger.

Wenden Sie von Zeit zu Zeit Packungen an! Die Inhaltsstoffe lagern sich am Haar an und geben ihm zusätzliche Fülle, ohne es zu belasten oder weicher zu machen. Wichtig: Spülen Sie eine Kur immer gut aus! Um zu testen, ob Sie lange genug gespült haben, probieren Sie an verschiedenen Haarsträhnen im feuchten Zustand, ob sie schön „quietschen", wenn Sie sie zwischen Daumen und Zeigefinger hindurchziehen. Gut ist auch eine kalte Dusche am Schluss der Haarwäsche: Sie gibt dem Haar Glanz und fördert die Durchblutung der Kopfhaut.

SCHUPPEN

Schuppen entstehen meist durch eine Überaktivität der Talgdrüsen und vermehrte Ablagerungen auf der Kopfhaut. Spezialprodukte, die Teer- oder Schwefelbestandteile enthalten, helfen.

Neuerdings gibt es auch Spezialshampoos mit „Peeling-Effekten", die den verhornten Talg schonend von der Kopfhaut lösen. Aufpassen heißt es, wenn die Schuppen allmählich auf die Nackenpartie übergreifen – hier könnte es sich um eine Schuppenflechte handeln, und die ist ein Fall für den Dermatologen.

SHAMPOOS

Viele Haarprobleme entstehen durch die Verwendung des falschen Shampoos. Gerade für Frauen, die einerseits unter Haar-, andererseits auch unter Kopfhautproblemen leiden, können zwei Shampoos, jeweils abwechselnd benutzt, der Schlüssel zu haargenauer Pflege sein: einmal spezielle Pflege für die Kopfhaut, einmal typgerechte Pflege fürs Haar. Bei fettigem Haar bietet sich etwa ein Shampoo mit Citrus- oder Brennnesselextrakten an. Bei feinem Haar sollten Sie ein Shampoo mit Grüntee-Extrakten wählen. Haben Sie eher trockenes, strapaziertes Haar, greifen Sie am besten zu einem Feuchtigkeit spendenden Shampoo mit Panthenol oder Milchproteinen. Das Shampoo für die Kopfhaut sollte eine regulierende Wirkung haben. Bei empfindlicher, gereizter Kopfhaut ist beispielsweise ein Shampoo mit Teebaumöl zu empfehlen.

Auch gut: Nach jeder sechsten Haarwäsche die Haare mit einem tiefenreinigenden Shampoo waschen, das Rückstände von Styling- und Pflegeprodukten aus dem Haar entfernt.

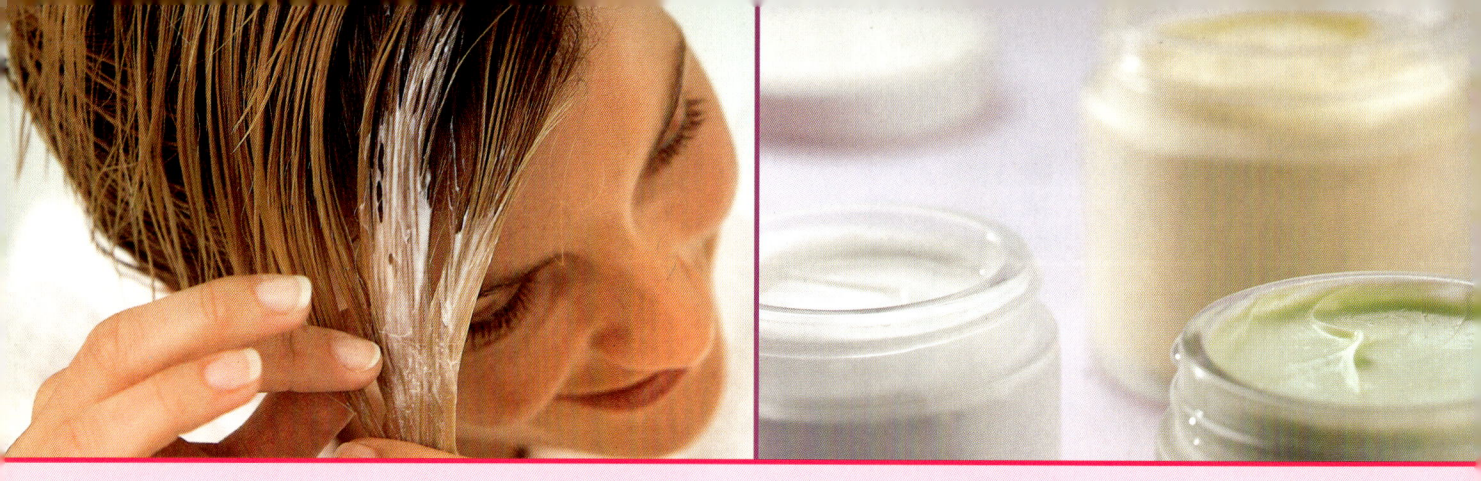

Shopping haargenau

Shampoo, Kur & Co. – die Haarkosmetikindustrie bietet eine Fülle von Produkten für die Haarpflege. Sich aus dem riesigen Angebot das Richtige herauszupicken ist oft gar nicht so leicht.

Pflegestrategien

Das Erfolgsrezept für schönes, gesundes Haar liegt in der typgerechten Pflege. Einfach nur Shampoo reicht nicht aus. Die optimale Pflegestrategie besteht aus drei Schritten: Basispflege, Direktpflege und Intensivpflege. Eine Fülle verschiedener Stylingprodukte bringt das Haar optimal in Form.

BASISPFLEGE

Zum gewohnten Pflegeritual Ihres Haares gehört ein hochwertiges **Shampoo.** Shampoos bestehen, wie übrigens die meisten kosmetischen Produkte, zu einem Großteil aus Wasser. Wasser wird zugesetzt, um die Inhalts- und Wirkstoffe zu lösen und eine tägliche, schonende Reinigung zu ermöglichen. Zweiter Hauptbestandteil in allen Shampoos sind waschaktive Substanzen, so genannte Tenside. Egal ob billige oder teure Shampoos, sie enthalten etwa die gleichen Mengen an Wasser und waschaktiven

Substanzen. Allerdings unterscheiden sich Shampoos stark in Qualität und Menge der zugesetzten Inhaltsstoffe, wie etwa Proteinen, Panthenol, Ölen etc.

Es empfiehlt sich, das Shampoo mindestens zweimal im Jahr zu wechseln, damit neue Wirkstoffe das Haar erreichen und sich nicht zu viel von einem Wirkstoff am Haar anlagert. Auch das beste Shampoo „ermüdet" irgendwann am Haar.

DIREKTPFLEGE

Zur Direktpflege gehören in erster Linie **Conditioner (Spülungen),** die nach der Haarwäsche ins Haar gegeben werden. Sie enthalten im Gegensatz zum Shampoo keine waschaktiven Substanzen. Die Pflegestoffe sind in Spülungen so konzentriert, dass sie nach ein bis fünf Minuten Einwirkzeit wieder ausgewaschen werden können. Conditioner sorgen mit einem pH-Wert zwischen 3 und 4 dafür, dass poröses, stark strapaziertes Haar besser zu kämmen und zu frisieren ist.

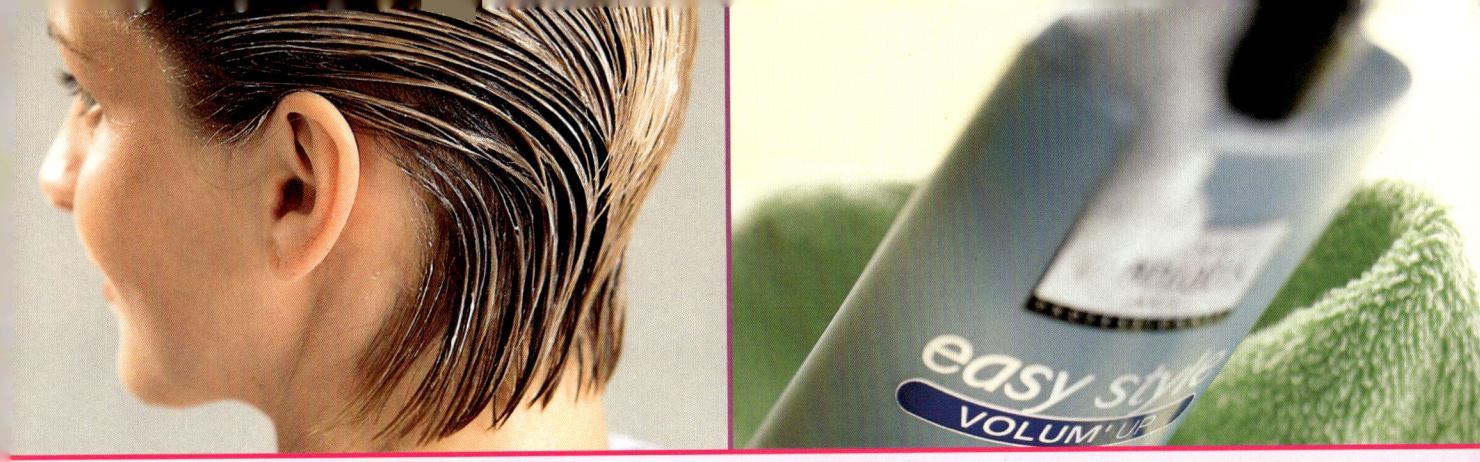

Die zeitsparende Alternative für nur leicht strapaziertes Haar sind **Leave-in-Conditioner,** die nach der Haarwäsche im feuchten Haar verteilt werden und im Haar bleiben.

INTENSIVPFLEGE

Intensivkuren – man spricht gelegentlich auch von **Haarmasken** – entfalten ihre Wirkung innerhalb einer Einwirkzeit von 10 bis 20 Minuten. Sie versorgen das Haar vorbeugend mit Feuchtigkeit oder wirken als Repair-Systeme, um Haarschäden zu kurieren. Vorbeugend sollten sie einmal wöchentlich, reparierend alle drei Haarwäschen verwendet werden.

Die flüssige Variante der Intensivkur ist die **Schnellkur (Sprühkur),** die, wenn's mal schnell gehen muss, nach der Haarwäsche ins feuchte Haar gesprüht wird und darin verbleibt.

STYLINGPRODUKTE

Zu den gebräuchlichsten Stylingprodukten, die für ein glänzendes Finish der Frisur sorgen, zählen **Glosscremes.** Sie geben dem Haar einen seidigen Glanz, ohne es hart zu machen. Das Haar bleibt wunderbar elastisch und formbar. Nur sparsam am Ende des Stylings verwenden!

So genannte **Straightening-Produkte** sind Cremes oder Gele, mit denen Sie einen Glättungseffekt am Haar erzielen. Sie verhindern unerwünschtes Kräuseln des Haares.

Haarsprays legen einen Schutzfilm ums Haar. Moderne Sprays setzen Filmbildner ein, die das Haar zwar unterstützen und in Form halten, es aber nicht verkleben. Für Glanz sorgen beispielsweise Orangenextrakte. Pumpsprays sind übrigens ebenso wirksam wie Sprays mit Treibgas, nur umweltfreundlicher.

Die Alleskönner unter den Stylinghelfern sind **Gele.** Sie sind nicht zuletzt deshalb so beliebt geworden, weil sie umkompliziertes Styling im trockenen oder feuchten Haar, mit den Händen oder mit Kamm und Bürste ermöglichen. Gele trocknen relativ schnell an und werden dann hart, die Frisur bekommt einen „Wet-Look", lässt sich hervorragend modellieren. Von leichter Struktur bis zu extremem Stand ermöglichen Gele 1001 Stylingvarianten. Besonders praktisch: **Spray-on-Gel,** das ins feuchte Haar eingesprüht wird. Die flüssige Konsistenz täuscht aber, denn das Haar wird durchaus fest genug. Deshalb Vorsicht bei der Dosierung, zu viel verklebt das Haar.

Bei den **Festigern** unterscheidet man zwischen flüssigen und Schaumfestigern. Flüssige Festiger werden auch **Föhnlotionen** genannt und vor dem Föhnen aufs feuchte Haar aufgetragen. Ihr Vorteil: Sie schützen das Haar vor Wärmeeinwirkung oder mechanischen Belastungen, sorgen für lockere Frisiereffekte und tollen Glanz. Ideal, um Locken oder Föhnfrisuren zu stylen oder Frisuren zwischendurch aufzufrischen. **Schaumfestiger** lassen sich, da weiß und deshalb besser sichtbar, besonders einfach verteilen. Sie wirken intensiver als flüssige Festiger. Sehr gut geeignet für kurzes Haar, das schnellen Stand braucht.

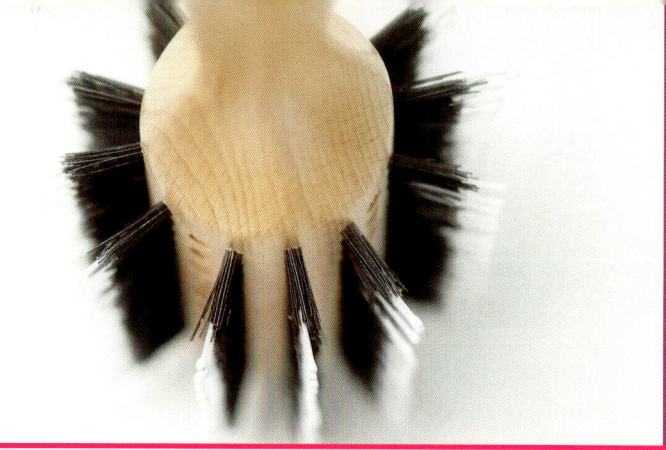
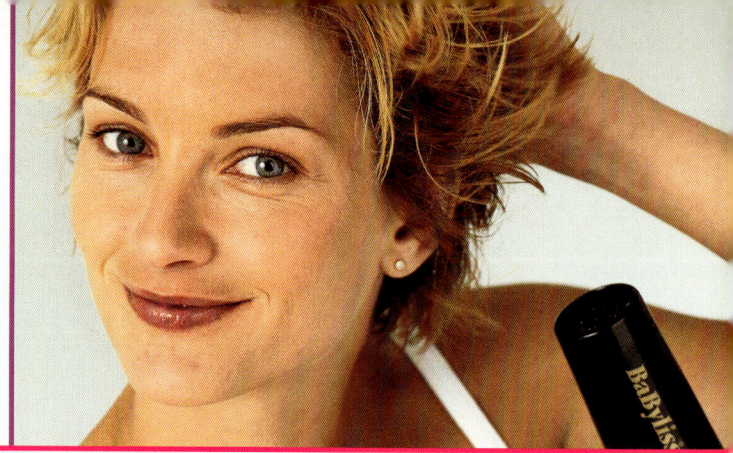

Föhnen — mehr als heiße Luft

Föhnen ist das Wichtigste beim Styling. Es geht dabei nicht nur darum, die Haare zu trocknen. Die heiße Luft hilft vielmehr, tolles Volumen, satten Glanz und herrlichen Schwung herbeizuzaubern.

Warum föhnen?

Auch ein noch so perfekter Schnitt bereitet ohne das entsprechende Föhnen kein Vergnügen. Wirbel im Haar, sehr krause oder feinere Haarpartien, die durch den Schnitt nicht grundsätzlich zu verbessern sind, müssen durch Föhnen in die Frisur integriert werden. Und auch dann, wenn die Haare (nicht zuletzt durch den Schnitt) eine optimale Struktur haben, ist ein bisschen heiße Luft nötig, um alles im besten Licht erscheinen zu lassen.

RICHTIG FÖHNEN

Anders, als es oft zu hören ist, strapaziert richtiges Föhnen das Haar nicht. Egal, für welche Art des Stylings Sie sich entscheiden – wichtig ist, die Haare nicht zu heiß und immer in Haarwuchsrichtung zu föhnen, das heißt, nicht gegen den Strich zu gehen und den Föhn nicht zu nah ans Haar zu halten. Als Faustregel sollte gelten: den Föhn mindestens zehn Zentimeter vom Haar weghalten. Die warme Föhnluft sorgt dafür, dass sich die obere Haarschicht, die vom Waschen aufgequollen ist, wieder glättet. Gleichzeitig formt das Föhnen das Haar in der gewünschten Art. Profiföhne haben meist zwei Regler: einen für die Luftmenge und einen für die Temperatur. Beim Anföhnen wählen Sie eine niedrige Temperatur und eine größere Luftmenge. Je präziser Sie Ihr Haar stylen, desto höher sollte die Temperatur sein und desto geringer die Luftmenge (damit die Haare nicht verwirbeln). Wählen Sie eine Temperatur, die Ihnen angenehm ist; wenn sich die Föhnluft auf der Kopfhaut zu heiß anfühlt, ist es auch für Ihr Haar zu heiß.

FÖHNAUFSÄTZE

Profiföhne gibt es mit verschiedenen Aufsätzen. Zum Anföhnen können Sie den Föhn ganz ohne Aufsatz benutzen. Sobald Sie stylen, sollten Sie jedoch den normalen, tütenförmigen Aufsatz verwenden, mit dem alle handelsüblichen Föhne versehen sind.

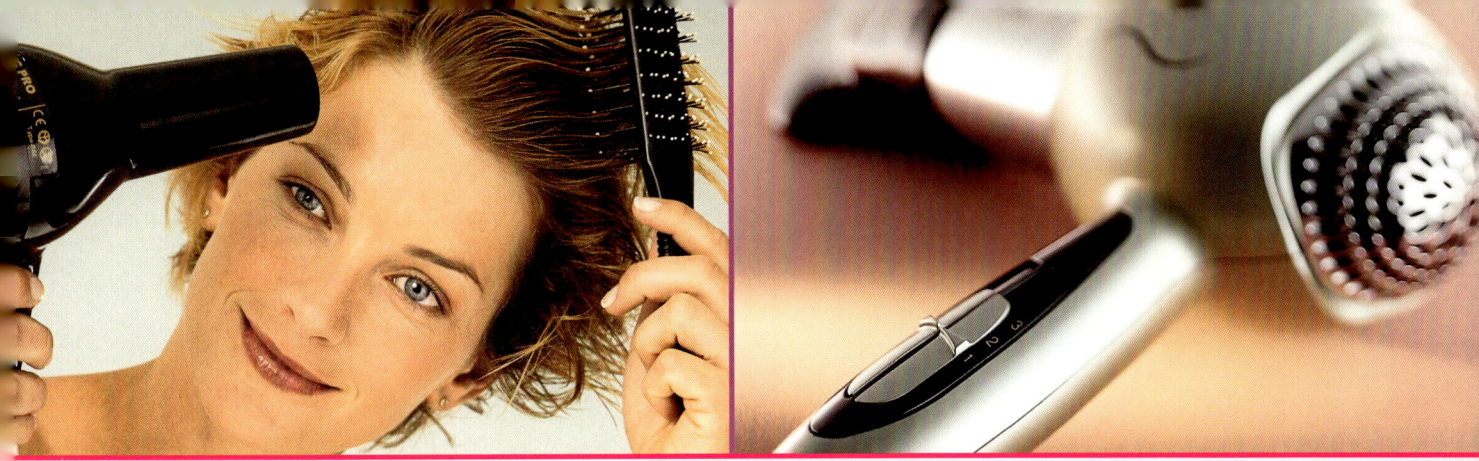

Diffusoraufsätze sind meist kreisförmig – sie eignen sich toll zum Lockenstyling, da sie die Luft auf einer größeren Fläche verteilen und das Haar nicht verwirbeln.

VOLUMENTRICKS

So bringen Sie einfach und schnell Spannkraft und Volumen in jede Haarlänge: Trocknen Sie Ihr Haar mit kreisenden Fingerbewegungen an den Haaransätzen (bei schwacher Föhnstufe oder an der Luft), bis Sie spüren, dass das Haar mehr Stand entwickelt. Verreiben Sie ein wenig Schaum oder Gel in den Handflächen und kneten Sie anschließend die ganze Haarfläche durch.

Sie wünschen sich fülliges Haar? Das erreichen Sie mit sechs großen Lockenwicklern oder drei bis vier großen Naturhaarrundbürsten, die wie Wickler im Haar bleiben. Übersprühen Sie die aufgewickelten Haarpartien leicht mit Haarspray, um die Ansätze zu fixieren. Schwenken Sie anschließend zwei bis drei Minuten lang den warmen Föhn darüber. Lassen Sie das Haar dann ein bis zwei Minuten auskühlen. Die Wickler herausnehmen, den Kopf nach unten halten und leicht durchschütteln, wieder hochschwingen – fertig!

GLATT UND GLÄNZEND

Für glattes, seidig glänzendes Haar ist gründliches Vorglätten wichtig. Geben Sie etwas Föhnlotion mit speziellem Glättungseffekt ins Haar und halten Sie von oben den warmen Föhn darauf. Kämmen Sie zunächst mit einer klassischen Flachbürste das Haar über Kopf nach vorn; anschließend mit einer Rundbürste alle Haare erst von innen großzügig bürsten, dann von außen. So nehmen Sie dem Haar ungewünschte Bewegung. Großzügig aufgetragene Glosscreme sorgt für ein Super-Finish.

SO GELINGT'S

➤ Statten Sie sich mit gutem Handwerkszeug aus. Einen wärmeregulierbaren Profiföhn gibt es im Friseurfachhandel, beim Friseur oder in Kaufhäusern. Außerdem brauchen Sie Rundbürsten mit Naturhaaren in den richtigen Stärken.

➤ Experimentieren Sie ein wenig herum: Mal nach innen, mal nach außen geföhntes Haar, mal nur durchgepustet und mit den Händen gestylt – so erleben Sie neue Varianten Ihres Schnitts.

➤ Trocknen Sie Ihr Haar immer gründlich vor. Nasses, also aufgequollenes Haar kann die Form nicht halten.

➤ Festigende Produkte sollten Sie erst ins Haar geben, wenn es bereits gut angetrocknet ist.

➤ Teilen Sie das Haar zum Föhnen in Partien. Beginnen Sie mit den vorderen Partien und arbeiten sich langsam bis zum Hinterkopf vor. Noch nicht behandelte Haarpartie wegklemmen.

➤ Für mehr Glanz immer vom Ansatz in Richtung Spitze föhnen! Führen Sie den Föhn mit leicht schwingenden Bewegungen über den Kopf, das schützt das Haar vor Überhitzung.

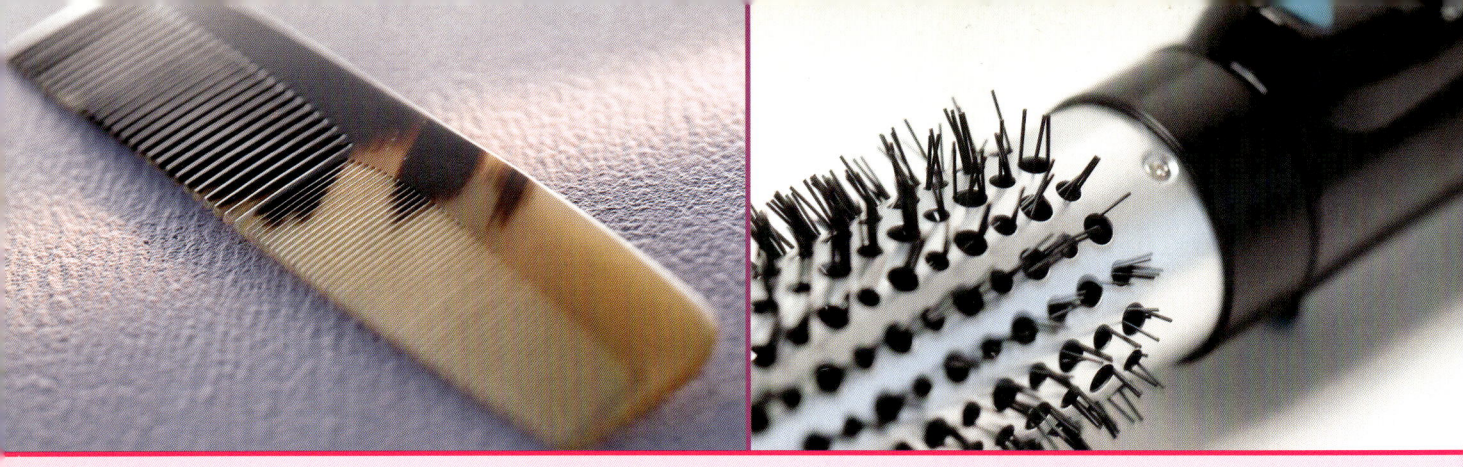

Bürsten, kämmen, wickeln

Mit dem richtigen Handwerkszeug und ein bisschen Übung ist das Styling (fast) ein Kinderspiel. Lesen Sie hier, was bei Bürsten, Kämmen und anderen Stylingutensilien zu beachten ist.

BÜRSTENVIELFALT

Durch Bürsten wird die oberste Haarschicht geglättet und das Haar entwirrt. Aber Bürste ist nicht gleich Bürste. Achten Sie bei der Wahl auf Ihren Haartyp: Je feiner das Haar, desto feiner sollte auch die Bürste sein. Naturborsten sind haarschonend und haltbar, können zu dickes Haar aber nicht so gut bändigen. Für mehr Frisierkomfort wählen Sie eine Bürste mit einer Mischung aus Natur- und Kunststoffborsten und eine Form, die angenehm in der Hand liegt. Die Borsten sollten rund geschliffen sein. Zum Föhnen eignet sich eine **Rundbürste.** Je größer sie ist, desto großzügiger fällt auch die Locke. Rundbürsten sollten aus Holz sein und Naturborsten haben. Hilfreich fürs schnelle Styling ist es, wenn die Borsten in einem Metallkopf stecken; dann wird die Föhnhitze besser geleitet und das Haar trocknet schneller. **Halbrunde Bürsten** eignen sich für die bequeme Pflege des Haares während des Tages. Für glattes Haar wählen Sie besser eine **flache Bürste,** die ein rechteckiges oder ovales Feld aus gleich langen, relativ kurzen Borsten hat. Je feiner die Haare sind, desto

enger sollten die Borsten angeordnet sein. Zum Stylen eignet sich eine **Skelettbürste** mit langen Kunststoffzinken. Sie gleitet leicht durchs Haar und lässt Luft an die Ansätze, was für Volumen sorgt. Achten Sie bei einer solchen Bürste aber darauf, dass sie sauber verarbeitet ist, also keine Schweißnähte aufweist, die das Haar verletzen könnten.

KÄMME

Auch bei Kämmen gilt es darauf zu achten, dass sie keine Press- oder Mittelnähte aufweisen, die das Haar dauerhaft schädigen können. Am besten – aber natürlich auch am teuersten – sind handgesägte **Kämme aus Horn.** Abzuraten ist von **Metallkämmen,** die zwar eine lange Lebensdauer haben, aber das Haar ebenfalls leicht schädigen.

Allgemein ist ein grobzinkiger Kamm für die tägliche Pflege oder zum Scheitelziehen geeignet. Der **Stielkamm** – er besteht aus einem feinzinkigen Kunststoffteil, das auf einem langen Metallstiel sitzt – sollte nur im Notfall und dann auch nur an denjeni-

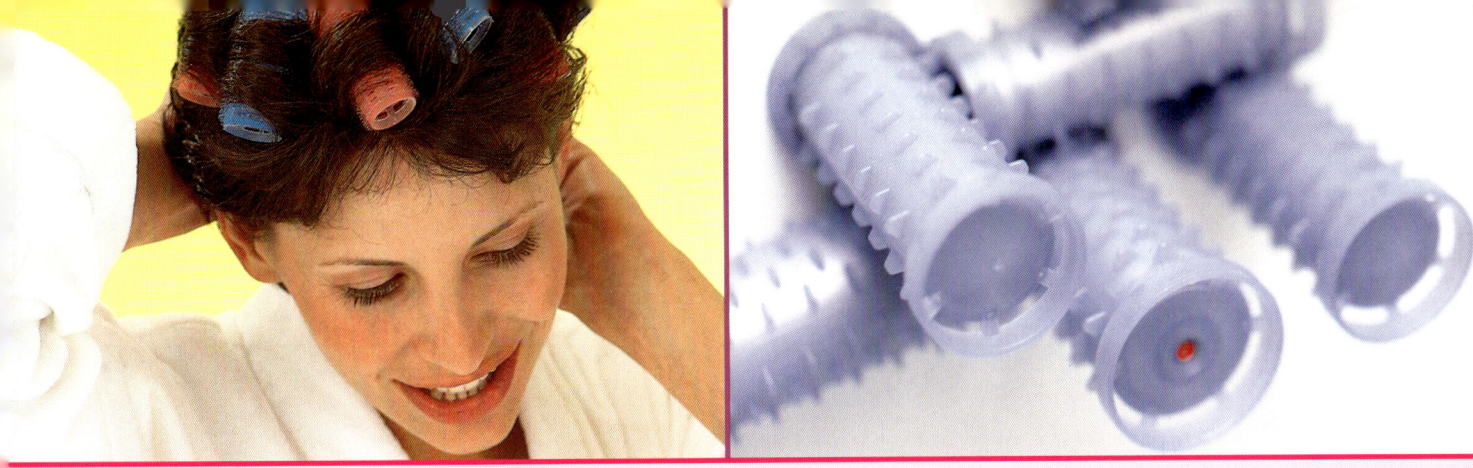

gen Haarpartien angewendet werden, die Stand benötigen. In ihm verheddert sich das Haar zu schnell.

Damit Sie lange Freude an Ihren oft nicht ganz billigen Bürsten und Kämmen haben, empfiehlt es sich, sie einmal im Monat mit einer milden Seifenlauge oder mit Spülmittel auszuwaschen. Bürsten sollten außerdem regelmäßig mit einem Kamm von Haaren gereinigt werden. Wenn Zinken oder Borsten abbrechen, die Kämme oder Bürsten lieber wegwerfen, da es zu Verletzungen von Haar und Kopfhaut kommen kann.

RICHTIG GEWICKELT

Mit Wicklern lassen sich die unterschiedlichsten Stylingeffekte erzielen. Grundsätzlich gilt: Wickler sind in dem Durchmesser zu kaufen, in dem Sie sich später die Locke wünschen. Alle Wickler lassen sich, wenn sie regelmäßig gepflegt werden (siehe oben), lange benutzen.

Samt- oder Klettwickler sind sehr haarschonend und haltbar, da sie aus leichten Kunststoffmaterialien bestehen, die mit Samt oder hauchfeinen Härchen beschichtet sind, die am Haar haften. Sie benötigen zum Feststecken keine Haarnadeln, weshalb diese Wickler auch auf Reisen sehr bequem sind. **Papilloten** sind eine moderne Version des Wicklers, die ein besonders natürliches, eher unregelmäßiges Lockenergebnis zaubern. Sie bestehen aus einem mit weichem Kunststoffschaum umwickelten Draht, der sich in alle Richtungen biegen lässt. Für tolles Volumen sorgen

Riesen- oder Jumbowickler, ebenfalls aus Kunststoff. Fünf bis sechs Stück, gleichmäßig über den Kopf verteilt und angeföhnt, bringen Stand und Spannkraft ins Haar, auch wenn es gar nicht lockig, sondern nur voluminös erscheinen soll. Toll für ein schnelles, effektives Lockenstyling sind auch **Heißwickler,** die elektrisch in einem Kasten aufgeheizt werden und nur etwa zehn Minuten im Haar bleiben.

LOCKENPRACHT LEICHT GEMACHT

Lockenstäbe oder **Lockenbürsten,** die mit heißer Luft arbeiten, eignen sich prima fürs tägliche Lockenstyling. Einen Lockenstab sollten Sie in dem Durchmesser kaufen, in dem Sie Ihre Locken wünschen. Beide Geräte nur im trockenen Haar anwenden und es vorher gut mit Föhnlotionen und eventuell hinterher mit einem Splissfluid behandeln.

SPECIAL EFFECTS

Glätteisen oder **Kreppeisen** sind ideale, wenn auch nicht ganz billige Werkzeuge für Spezialeffekte wie gekrepptes oder spiegelglattes Haar. Beide arbeiten wie eine elektrisch aufheizbare Zange, an deren Ende entweder gewellte oder glatte Metallplatten befestigt sind. Egal, ob glatt oder gekreppt, wichtig ist die optimale Vorbehandlung des Haares mit Fluids und Föhnlotionen. Beide Geräte immer nur im trockenen Haar benutzen!

Lust auf Locken?

Locken ganz easy

➤ Alle Locken fallen im Laufe eines Tages sichtbar zusammen. Deshalb zwischendurch die Haare immer wieder über dem Kopf aufschütteln. Halten Sie dazu den Kopf nach unten und massieren Sie die Haaransätze mit den Fingern, bis Sie spüren, dass sie sich wieder ein wenig aufrichten. Sprühen Sie die Ansätze leicht mit einem flüssigen Festiger ein (nicht mit Schaumfestiger, er verklebt). Haare zurückwerfen – fertig!

➤ Kämmen oder Bürsten macht Locken kaputt. Locken zwischendurch nur mit den Fingern stylen.

➤ Wenn mal gar nichts anderes zur Hand ist: Ein leichter Wassernebel aus der Blumenspritze erfrischt die Locken und gibt ihnen neue Sprungkraft. Vorsicht: Nicht zu viel Wasser aufsprühen, sonst hängt sich die Lockenpracht wieder aus.

➤ Wichtig für eine schön fallende Locke ist, dass das Lockenende nicht auseinander franst. Dass es schön gebündelt erscheint, erreichen Sie, indem Sie spezielle Locken-Frisiercremes, die viel Feuchtigkeit enthalten, in die aufgedrehte Haarspitze massieren.

➤ Ihr Haar weist unregelmäßig glatte und gewellte Partien auf? Schauen Sie sich diese Partien im Spiegel genau an. Setzen Sie Wickler, Clips oder Papilloten, je nach Technik, gezielt an die Stellen, die im Verhältnis zu den anderen extrem glatt sind.

Natürlich schöne, locker schwingende Locken voller Glanz und Volumen – für viele Frauen sind sie die Wunschfrisur Nr. 1.

Technik ist alles

Schöne, glänzende Locken gefällig? Mit den hier beschriebenen Techniken können Sie sogar relativ glattes Haar in eine füllige Pracht verwandeln, ohne es zu stark zu strapazieren. Eine natürlich wirkende Lockenpracht zaubern Sie mit Clips-, Alu- oder Serviettentechnik herbei. Diese Techniken eignen sich hervorragend für die schnelle Lust auf Locken, im heimischen Bad oder unterwegs – ohne viel Aufwand. Wichtigste Regel zu Beginn: Das Haar darf durch Styling- oder Pflegeprodukte nicht zu sehr beschwert werden, da eine Locke Sprungkraft braucht, um schön zu sein.

WORAUF SIE ACHTEN MÜSSEN

Trocknen Sie alle Haare kreuz und quer über dem Kopf vor. Kneten Sie sie anschließend in der sanften Luft des Diffusoraufsatzes fast trocken. So ist das Haar optimal vorbereitet. Wichtig ist bei allen Techniken, die Haarspitzen beim Wickeln nicht einzuknicken und gleichmäßig dicke Haarsträhnen zu wickeln oder zu clipsen. Zum Stylen zwischendurch oder zum Einkneten von Festigern und Gels ist es ratsam, den Kopf leicht schräg zu halten. Dann werden die Locken offener und großzügiger, als wenn Sie ins gerade vom Kopf hängende Haar hineinarbeiten. Achten Sie auf regelmäßige Knetbewegungen!

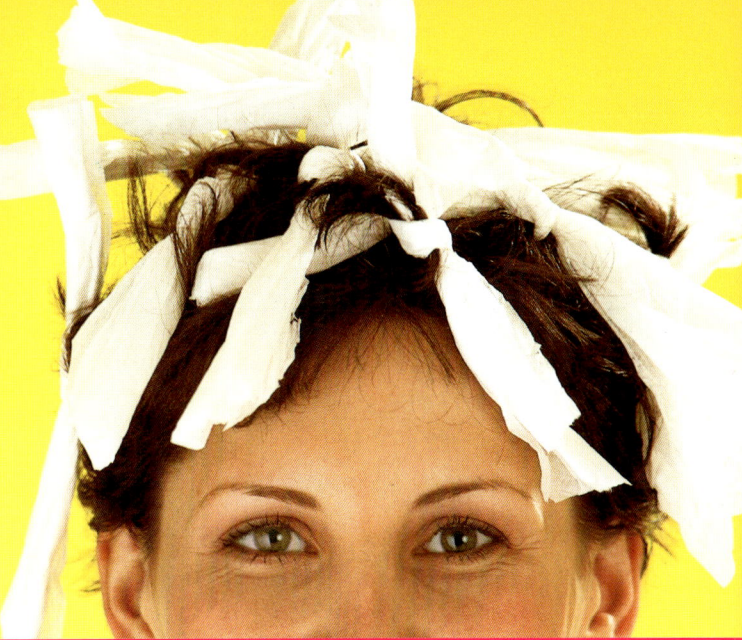

CLIPSTECHNIK

Wickeln Sie eine Haarsträhne um einen oder zwei Finger. Je dicker Sie die Strähnen nehmen, desto großzügiger fällt die Locke. Stecken Sie die Strähne mit einem einfachen Friseurclip, den Sie in Kaufhäusern und Drogeriemärkten kaufen können, fest. Lassen Sie die Clips zehn Minuten im Haar (Zeit fürs Make-up oder eine Tasse Kaffee). Danach die Haare kurz aufschütteln und Glanzspray darüber geben.

ALUTECHNIK

Diese Technik ist ideal für Frauen, die ihr Haar gern in Form kneten. Etwa zehn Zentimeter lange Streifen aus Alufolie werden ins Haar mit eingeknetet und bleiben wie kleine Bällchen auf dem Kopf. So geht's: Greifen Sie von oben nach unten ins Haar hinein und drücken und reiben Sie die Haarsträhnen. Kneten Sie jeweils einen Alustreifen in eine Strähne ein. Dann mit dem warmen Föhn darüber gehen und anschließend fünf Minuten auskühlen lassen. Dieser Effekt zaubert eine sehr natürliche, wilde Mähne.

SERVIETTENTECHNIK

Eine schonende Technik, für die Sie Ihr Haar gründlich vortrocknen sollten. Legen Sie drei bis vier Servietten (Papierservietten oder Kosmetiktücher) übereinander und wickeln Sie von den Haarspitzen bis zum Ansatz die jeweilige Haarpartie (nach innen) hinein. Knoten Sie die Serviettenenden zu, so dass sie einer Papillote ähneln. Mit dem Föhn darüber gehen, kurz auskühlen lassen und anschließend aufschütteln. Schafft gesättigte, haltbare Locken, die Sie mit einer Glosscreme fixieren können.

Die Serviettentechnik schont das Haar und zaubert zudem sehr haltbare Locken.

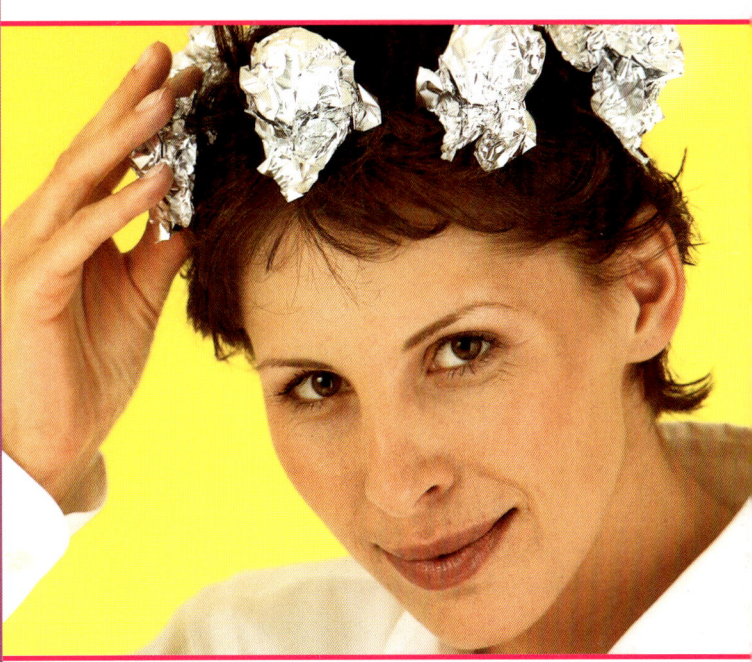

Bei der Alutechnik werden etwa zehn Zentimeter lange Streifen aus Alufolie ins Haar eingeknetet.

Beautystory — Styling für jeden Anlass

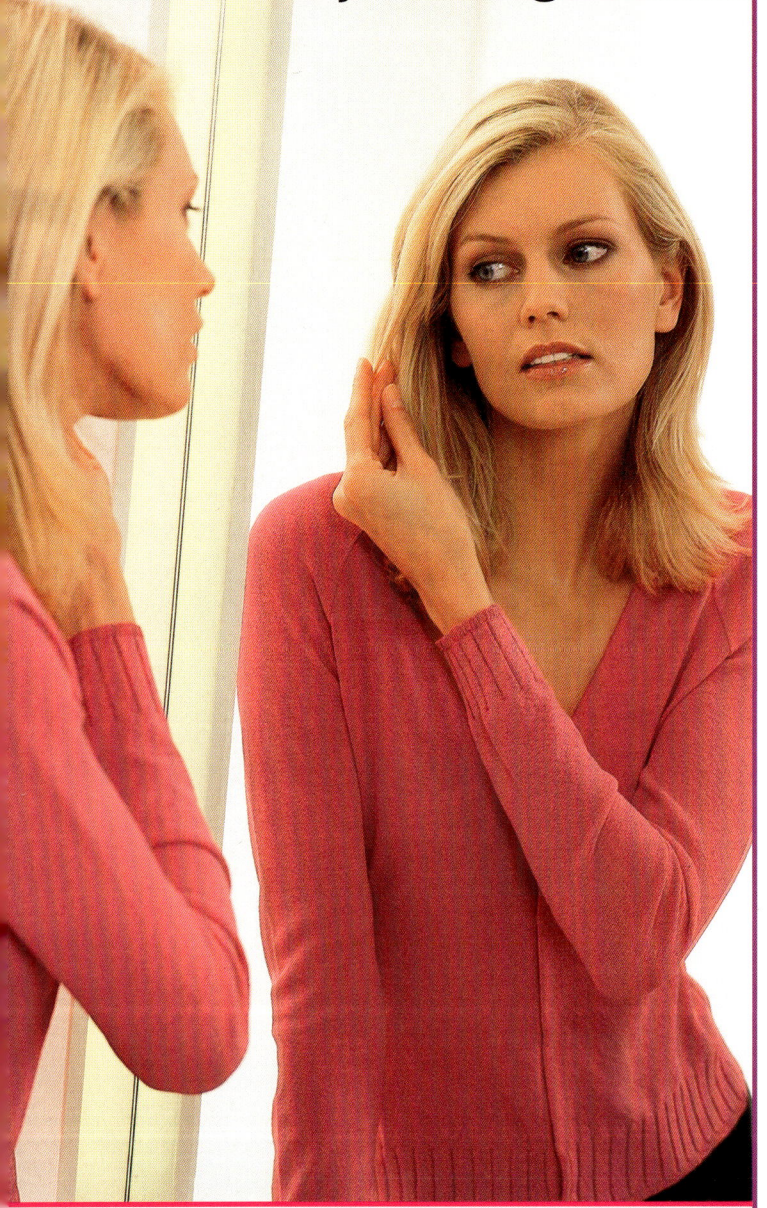

Die Ausgangssituation: Svava hat lange blonde Haare mit einer leichten Naturwelle.

Jeder gute Haarschnitt lässt mindestens drei Stylingvarianten zu. Ob glatt und glänzend, bewegt und voluminös oder lässig hochgesteckt – unser Model Svava macht es vor. Mit den richtigen Tricks und Handgriffen fällt das Styling auch zu Hause ganz leicht.

Aus eins mach drei

Svavas langes, blondes Haar fällt auf und unterstreicht ihren nordischen Typ. Sie ist Langhaarfan und investiert einiges an Aufwand, Zeit und Geld in die Pflege. Svava bezeichnet sich selbst als „Luxusorientierte", auch wenn sie im Alltag ihr Haar meist zu einem Zopf zusammengebunden trägt, weil dies am praktischsten ist. Die junge Frau weiß, dass sie wesentlich mehr aus ihrem Haar machen könnte, und will jetzt einmal Verschiedenes ausprobieren und zum neuen Outfit auch das Haar einmal anders stylen. Wir probierten deshalb im Salon drei Varianten aus: einmal glatt, einmal natürlich zerzaust und einmal hochgesteckt für besondere Anlässe.

Die Schere ist für Svava ein rotes Tuch. Sie möchte am liebsten gar nichts von ihrer Haarlänge verlieren. Das Haar wird also nur ein, zwei Zentimeter in den Spitzen gekappt, damit es wieder gesünder erscheint und damit die Spitzen voller aussehen. Svavas großes Plus ist ihre Haarfarbe: ein Blond, das Blicke auf sich zieht. Blondes Haar kann jedoch rasch ein wenig glanzlos wirken. Deshalb empfiehlt sich für sie eine Multieffekt-Sträh-

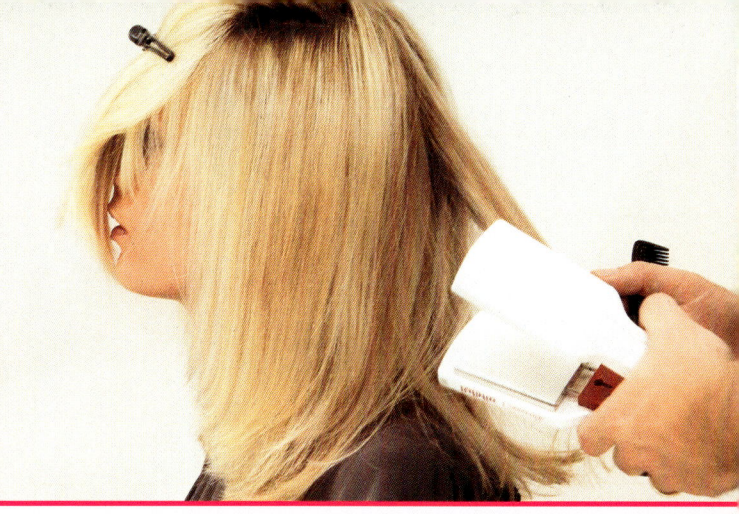

Das Glätteisen wird Strähne für Strähne durchs zuvor getrocknete Haar gezogen.

nung mit drei Blondtönen, bei der sich mehrere verschieden-tonige Highlights durchs Haar ziehen: Muschelblond, Hellbeige-Blond und, nur ganz gezielt platziert, Platin-Blond, an Stellen, die von Natur aus schon heller erscheinen. Dann werden die drei Stylingvarianten ausprobiert.

STYLING 1:
GLATT UND GLÄNZEND

Svava hat eine leichte Naturwelle, doch jetzt soll das Haar völlig glatt werden. Dazu muss man es zunächst gründlich vortrocknen, damit sich die Stylingzeit in Anbetracht der Haarlänge in Grenzen hält. Dann wird das Haar in dicke Partien abgeteilt, die mit einer Jumbo-Rundbürste gerade geföhnt werden. Ganz glatt werden die Haare aber erst durch den Einsatz eines Glätteisens, das Strähne für Strähne durch die vorher geföhnten Partien gezogen wird. Das elektrische Glätteisen darf nur im trockenen Haar benutzt werden, da sich das Haar durch die Feuchtigkeit sonst in seine ursprüngliche Form zurückbewegt und nicht ganz glatt und gerade bleibt. Zum Schluss werden vorn noch ein paar Strähnen herausgezupft. Jetzt hat das Haar herrlichen Glanz!

STYLING 2:
VOM WINDE VERWEHT

Was könnte reizvoller sein, als einmal das genaue Gegenteil des glatten Edellooks auszuprobieren: eine tolle, natürliche, wie vom Wind zerzauste Lockenpracht? Für dieses Styling ist das gründliche Antrocknen ebenfalls sehr wichtig, nicht zuletzt weil es die Stylingdauer deutlich verkürzt. Das Haar wird, nachdem es vorgetrocknet ist, über dem Kopf angeföhnt und

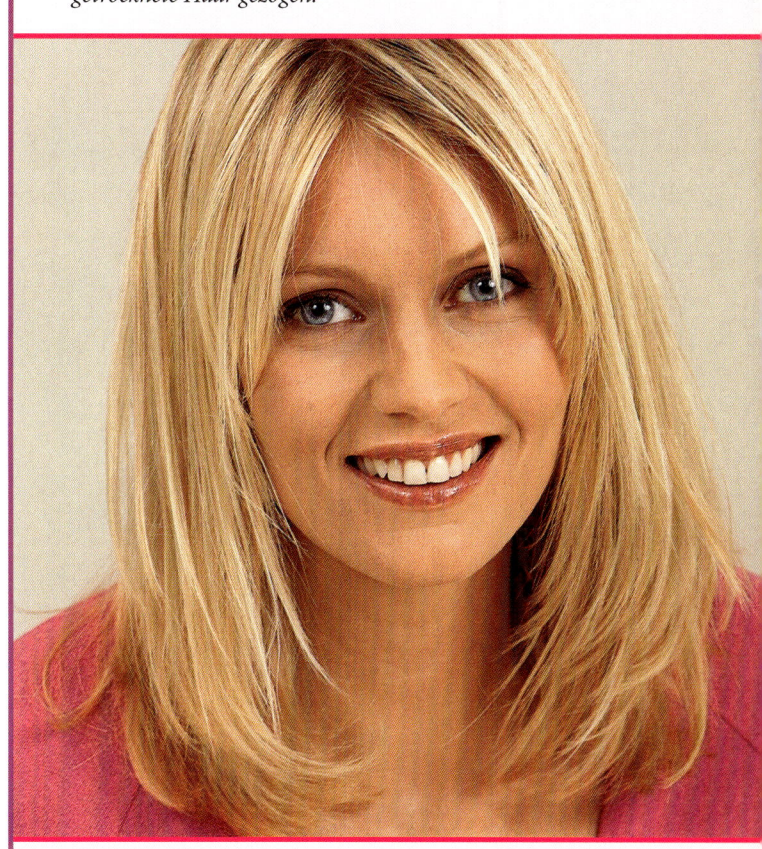

Ein edler Look: Durch den Einsatz des Glätteisens sind die Haare herrlich glatt geworden.

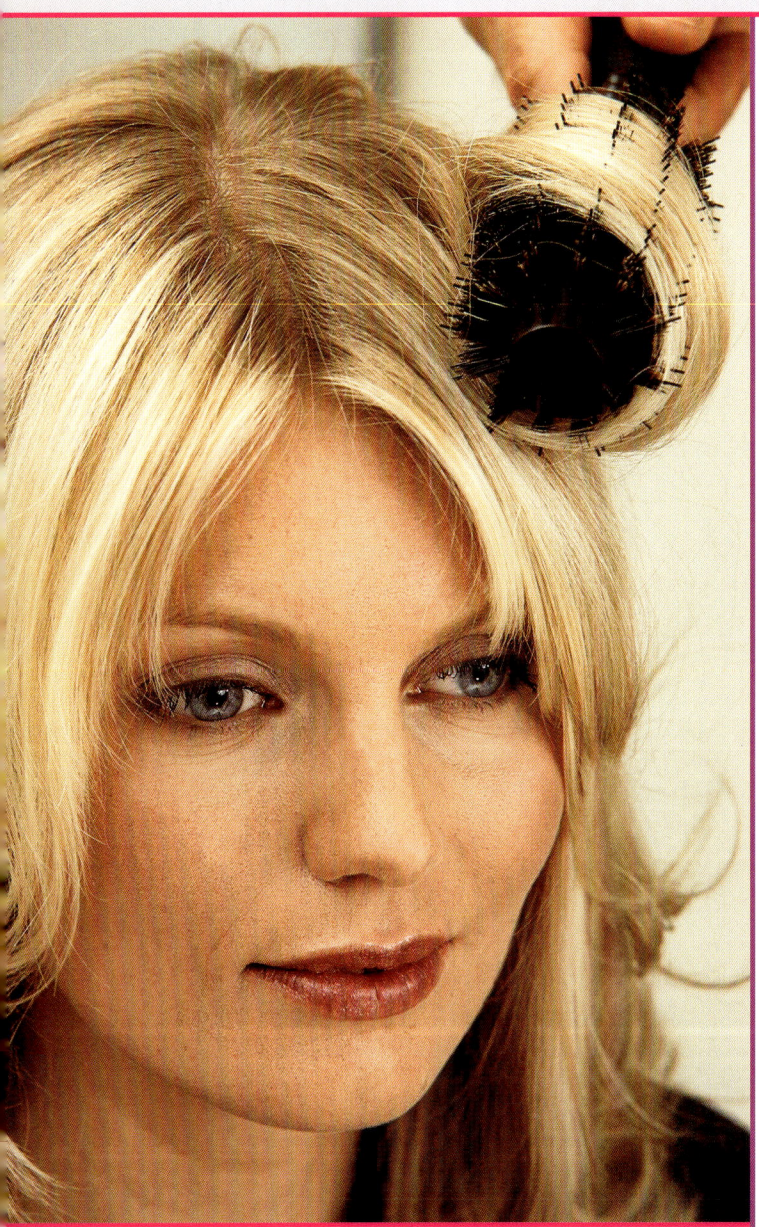

Für mehr Volumen werden beim zweiten Styling während des Föhnens einzelne Haarpartien in eine Rundbürste eingerollt.

dabei locker mit einer Bürste gekämmt, damit sich möglichst viel natürliches Volumen aufbaut. Durch die Föhnwärme und das gleichzeitige Bürsten wird das Haar außerdem geschmeidiger und bekommt mehr Bewegung. Anschließend werden einzelne Partien nach außen in eine Rundbürste hinein und zum Haaransatz hin eingerollt. Die Rundbürste sollte kurz im Haar auskühlen, das stärkt die Sprungkraft. Um Zeit zu sparen, ist es sinnvoll, mit zwei Rundbürsten zu arbeiten: jeweils eine Bürste zum Auskühlen im Haar lassen, während man mit der anderen bereits weiterarbeitet.

Anschließend das Haar über den Kopf halten und locker mit den Fingern aufschütteln. Den Föhn dabei auf niedriger Stufe hereinhalten, das sorgt für zusätzliche Bewegung. Die Haarspitzen werden abschließend mit Gloss-Jelly bearbeitet, das ähnlich wie eine flexible Frisiercreme wirkt und für tollen Glanz sorgt. Es strukturiert die Spitzen und hilft beim Modellieren der lockigen Optik (Foto rechte Seite).

STYLING 3: LÄSSIG GESTECKT FÜR VIELE GELEGENHEITEN

Svava wollte schon immer einmal eine Hochsteckfrisur ausprobieren, bisher fehlte es ihr jedoch am Know-how. Wichtig: Um das Haar leichter hochstecken zu können, braucht es eine gewisse Spannung. Deshalb wird das Haar im trockenen Zustand zunächst auf elektrische Heißwickler gedreht. Das geht schnell und schont das Haar. Das Haar wird dazu partienweise abgeteilt und je nach Dicke der Strähne auf einen dickeren oder dünneren Wickler gewickelt und mit der jeweils für die Dicke passenden Metallspange festgeklemmt (die handelsüblichen Kästen mit solchen Wicklern stellen meist drei verschiedene Größen zur Verfügung).

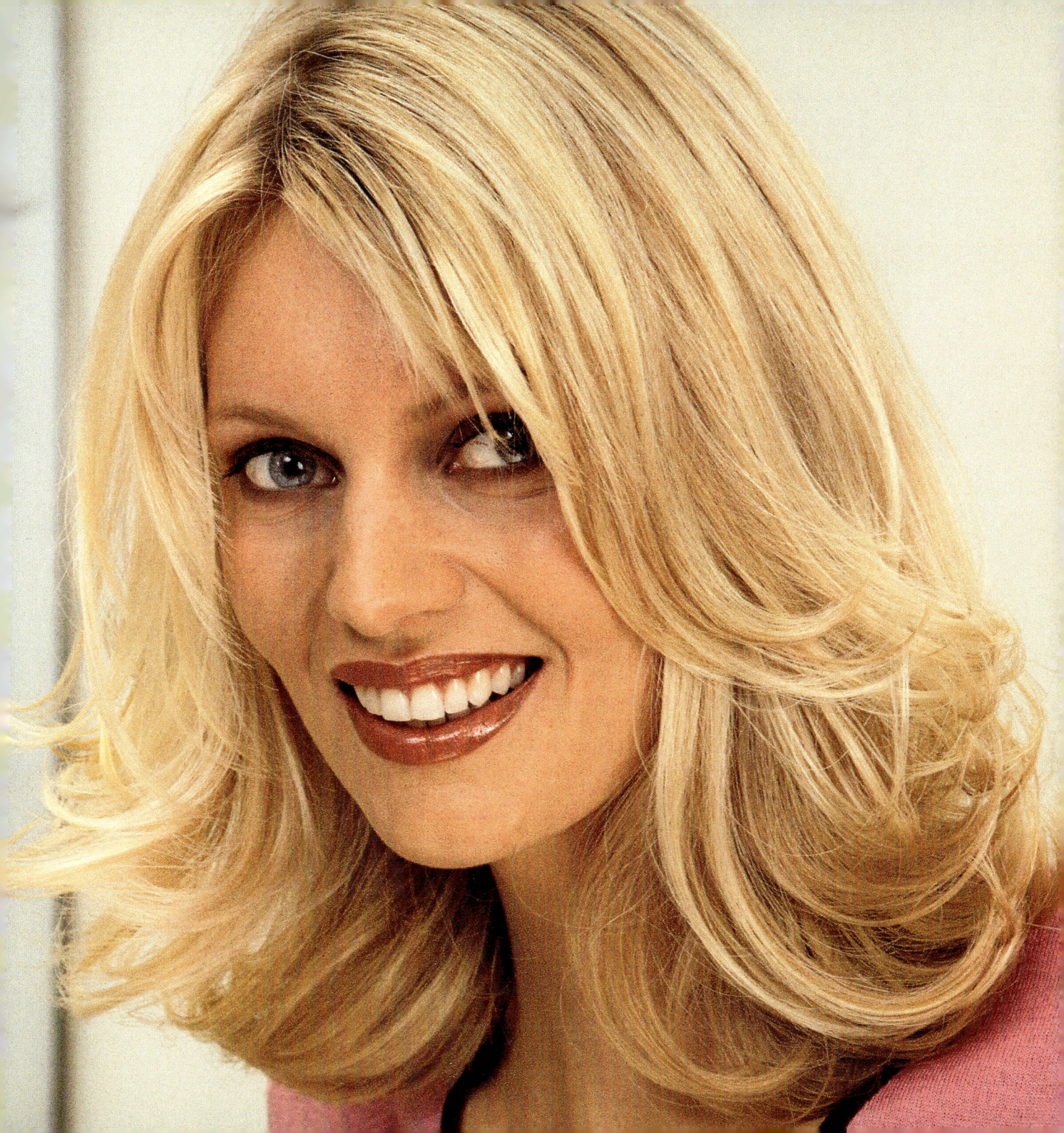

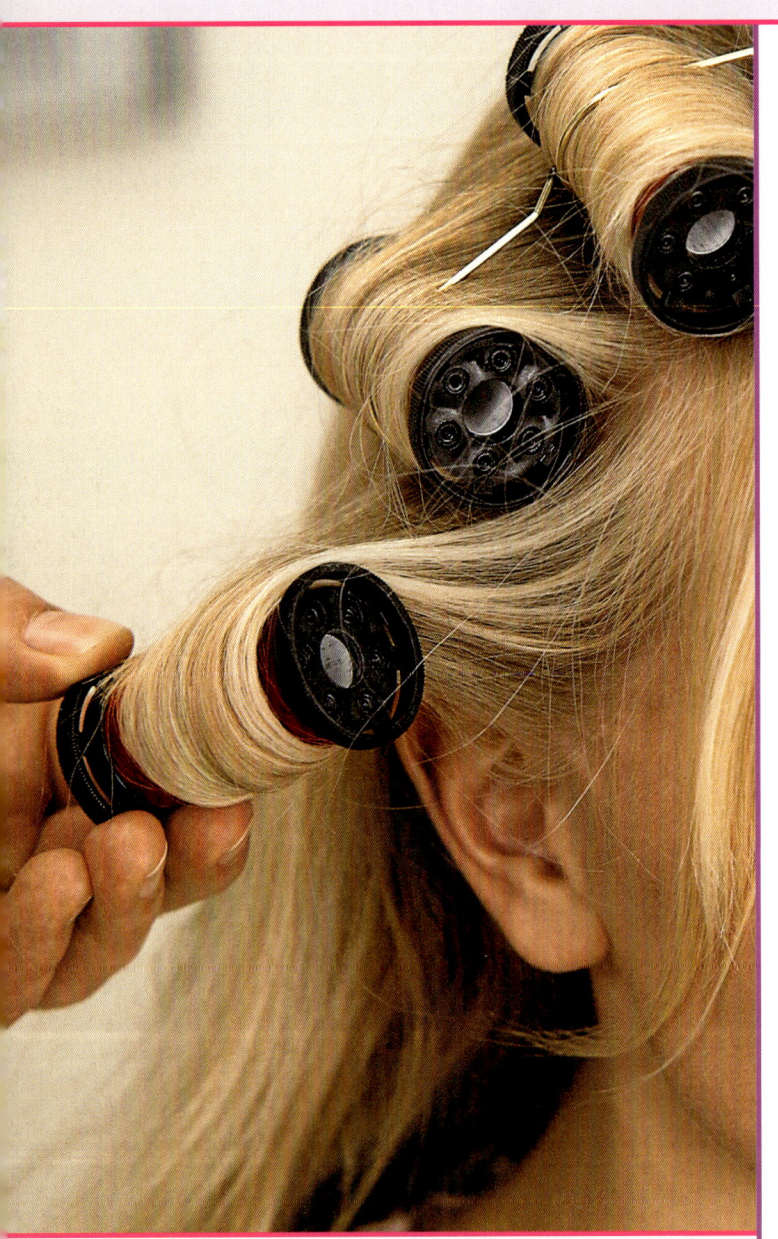

Elektrische Heißwickler bringen Spannung ins Haar. So lässt es sich leichter hochstecken.

Das Wickeln braucht ein bisschen Übung. Wenn beim Aufwickeln das Haar verhakt: aufhören, die Strähne wieder abwickeln und von vorn beginnen. Sonst kommt es zu geknickten Haaren. Die Haarspitze muss ganz glatt um den Wickler gelegt sein. Am besten dabei gar nicht in den Spiegel schauen und nur nach Gefühl wickeln. So lassen sich Missgeschicke vermeiden und man bekommt ein Gefühl für die richtige Wickelbewegung, die ruhig ein wenig fester sein darf – das verleiht der Locke mehr Sprungkraft.

Die Wickler etwa zehn Minuten im Haar abkühlen lassen (je nach Haardicke variiert die Dauer: Je dicker und gerader das Haar, desto länger sollten die Wickler dringelassen werden). Dann die Wickler mit beiden Händen langsam, in einer gleichmäßigen Bewegung (sonst verhakt sich das Haar im Wickler) vom Ansatz zur Spitze hin abwickeln. Das Haar vorsichtig durchbürsten und mit einem grobzinkigen Kamm auflockern. Jetzt geht's ans Hochstecken: Zunächst werden einzelne Strähnen am Hinterkopf locker hochgenommen und am Oberkopf mit schmalen Haarklemmen festgesteckt. Es ist wichtig, das Haar nicht zu ordentlich zu stecken. Ein bisschen lockerer, fast nachlässig gesteckte Strähnen wirken meist schöner und ungezwungener. Für den Hinterkopf reicht es aus, etwa vier Strähnen abzuteilen. Dann geht's über die Seiten bis zum Vorderkopf. In gleichmäßigen, nicht zu festen Bewegungen wird Strähne für Strähne nach oben genommen und locker festgesteckt. Am Vorderkopf werden die Strähnen locker, etwa mit einem zuvor gezogenen kleinen Seitenscheitel, nach hinten zu den anderen Haaren festgesteckt. Der obere Hinterkopf sollte idealerweise die voluminöseste Stelle des Kopfes bilden – das wirkt am schönsten. Eventuell vorn oder an der Seite einzelne Strähnen locker herausziehen – fertig ist ein bezauberndes, feminines Styling für viele Gelegenheiten (Foto rechte Seite)!

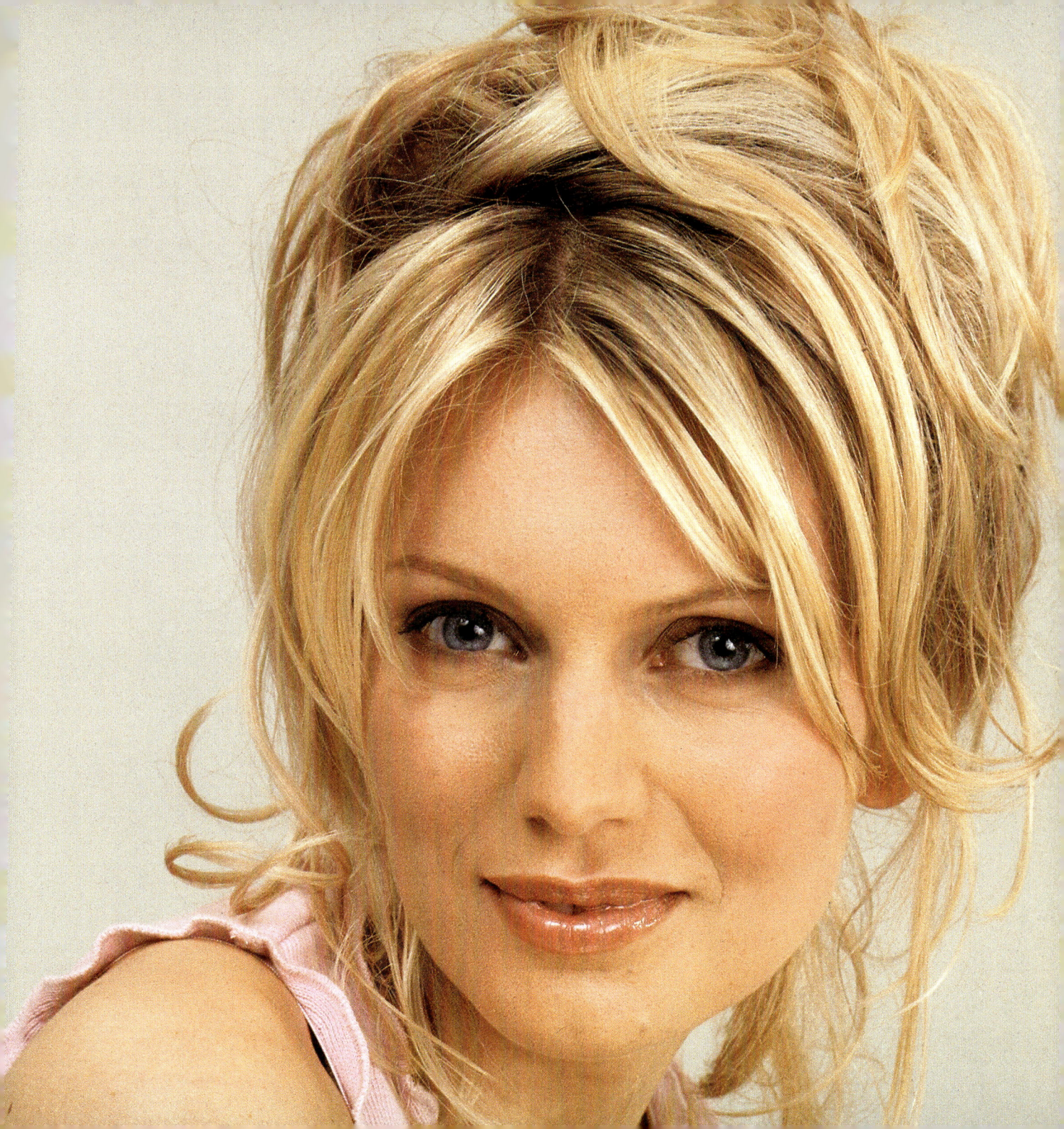

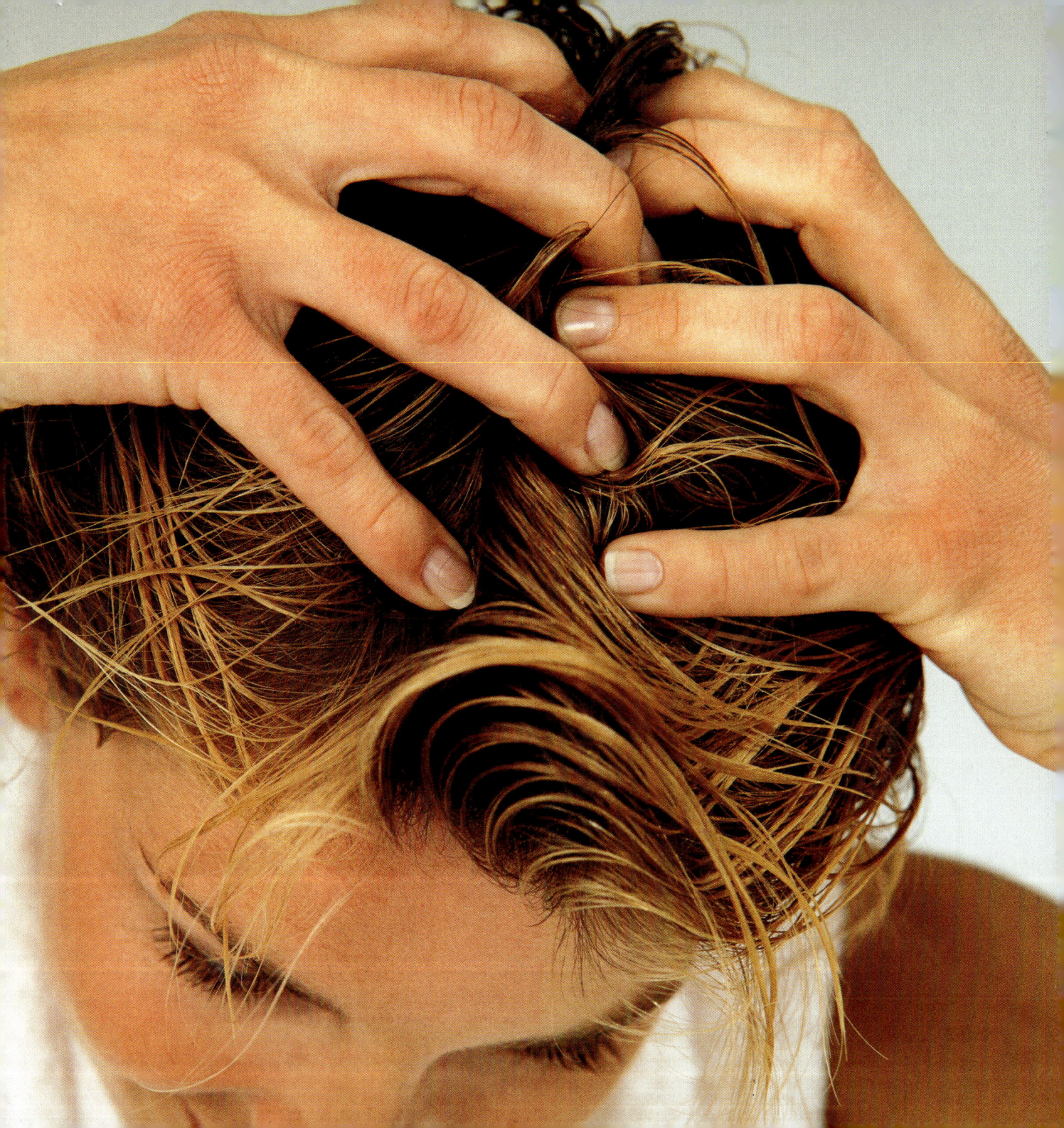

Kleine Extras
für schönes Haar

Zusätzlich zu der gewohnten Haarpflege können Sie mit ein paar einfachen, aber effektiven Extras dafür sorgen, dass Ihr Haar den besonderen Beauty-Kick bekommt. Im Mittelpunkt steht dabei die Pflege der Kopfhaut. Sie bildet die Grundlage dafür, dass unser Haar gesund und schön bleibt.

REGELMÄSSIGE MASSAGEN

Jeden Tag eine dreiminütige Kopfhautmassage? „Dafür habe ich keine Zeit", mögen Sie jetzt sagen. Meine Meinung ist: Wir sollten uns die Kopfhautmassage angewöhnen wie das regelmäßige Zähneputzen. Nichts trägt so effektiv zur besseren Durchblutung der Kopfhaut und damit zur optimalen Ernährung der Haarwurzeln bei wie das regelmäßige Massieren.

Die Massage können Sie selbst durchführen. Einfach ein Kopfhauttonikum mit Teebaumöl einmassieren und mit regelmäßig kreisenden Fingerbewegungen die gesamte Kopfhaut drei Minuten lang massieren, erst in der Mitte, dann die Seiten und Schläfen. Üben Sie dabei ruhig deutlichen Druck auf die Kopfhaut aus – das bringt mehr für die Durchblutung. Sie machen es richtig, wenn die Kopfhaut eine leichte Rötung zeigt.

Probieren Sie zur Abwechslung auch mal eine japanische Druckpunktmassage aus. Die lässt sich in einigen Friseursalons testen. Statt kreisender Bewegungen übt der Friseur mit seinen Fingern punktuell sanften, aber bestimmten Druck auf die Kopfhaut aus, um Spannungszustände zu lösen.

RICHTIGE ERNÄHRUNG?

Diese Info mag Sie überraschen: Schönes Haar hängt viel mehr von der richtigen Pflege ab als von der richtigen Ernährung. Von einer ausgewogenen Ernährung mit viel frischem Obst und Gemüse profitiert selbstverständlich der gesamte Körper, also auch das Haar. Doch es gibt kein spezielles Schönheitsvitamin, das für glänzendes Haar sorgt. Die Dicke eines Haares ist genetisch bedingt, daran kann die Ernährung nichts ändern. Sorgfältige Pflege kann das Haar allerdings in einem guten Zustand erhalten. Auch bereits geschädigte Haarstrukturen lassen sich durch die Ernährung allein nicht bessern – schließlich bestehen Haare aus verhorntem Keratin, das – etwa im Gegensatz zu unserer Haut – nicht durchblutet ist.

Auch von außen zugeführte Präparate wie Kieselerde oder Bierhefe – und das ist etwas, das gern verschwiegen wird – bringen das Haar nicht von heute auf morgen zum Glänzen. Aber sie versorgen die Haarwurzeln mit Nährstoffen, sorgen also für die Haar-Zukunft vor.

VITAMINSHAMPOOS

Vitaminshampoos sind groß im Kommen. Die Industrie setzt den Shampoos Vitamine zu, die für eine bessere Versorgung von Haar und Kopfhaut sorgen sollen. Doch das Haar kann keine Vitamine von außen aufnehmen. Einzige Ausnahme ist Panthenol (Provitamin B5), das in den Faserstamm des Haares eindringen kann. Pflegeprodukte mit Panthenol sorgen für spürbar bessere Kämmbarkeit und mehr Glanz.

Sommer, Sonne, Haarstrapaze

Nichts ist erholsamer für Körper und Seele als der Sommerurlaub. Doch Sommer, Sonne und Salzwasser sind Stress fürs Haar. Machen Sie mit den richtigen Pflegeprodukten Ihren Urlaub auch für die Haare zur Erholung!

Urlaub fürs Haar?

So wie zu viel Sonne die Haut nachhaltig schädigt, strapaziert sie auch unser Haar. Das Dumme ist nur: Anders als bei unserer Haut merken wir nicht, wenn das Haar verbrennt. Und das tut es tatsächlich. Die UV-Strahlung der Sonne setzt in Verbindung mit Sauerstoff einen schleichenden Oxydationsprozess in Gang, der das Haar allmählich ausbleicht. Dieser beliebte Effekt schädigt, vor allem in Verbindung mit Salzwasser, die Haarstruktur und trocknet das Haar aus.

Ergreifen Sie Gegenmaßnahmen und wählen Sie aus dem reichhaltigen Angebot der Haarkosmetikindustrie aus, was am besten zu Ihren Bedürfnissen passt. Die Pflegelinie, die Spezialshampoo, Schutzspray und eine Intensivkur enthalten sollte, ist mit speziellen Inhaltsstoffen wie wasserfesten UV-Filtern versehen, deshalb fällt hier die Einteilung nach Haartypen, wie bei Ihrer normalen Pflegelinie, weg. Wichtig ist wie bei Sonnenschutzprodukten für die Haut: Die UV-Filter brauchen 20 bis 30 Minuten, bis sie ihre schützende Wirkung auf dem Haar entfalten. Also am besten schon vor dem Bad im Meer auftragen.

PFLEGE VOR DEM URLAUB

Denken Sie an Ihr Haar: Spätestens vier Wochen vor Ihrem Urlaub sollten Sie beginnen, Ihr Haar darauf vorzubereiten. Verwenden Sie Feuchtigkeit spendende Shampoos und gönnen Sie Ihrem Haar einmal in der Woche eine Intensivkur. Das ist vor allem auch bei gefärbtem Haar zu empfehlen.

EFFEKTIVE REISEBEGLEITER

In Ihr Reisegepäck gehören hochwertige Spezialprodukte, so genannte Sunproof-Produkte. Sie wirken wie eine Sonnencreme fürs Haar. In eine meist öl- oder silikonhaltige Basis zum Auftragen oder Sprühen sind ähnlich wie bei Hautcremes UV-Filter eingearbeitet. Deshalb spätestens nach jedem Bad oder nach einer Stunde in der Sonne verwenden.

Ein Shampoo mit extrem hohem Feuchtigkeitsgehalt für die tägliche Reinigung vom Salzwasser ist besonders wichtig, denn das Salzwasser löst aus der Schuppenschicht des Haares Ceramide heraus, die hinterher von außen wieder zugefügt werden müssen, damit das Haar nicht trocken und porös wird. Am besten sind Produkte geeignet, die Panthenol oder Aloe Vera enthalten. Da coloriertes Haar besonders empfindlich auf Sonneneinstrahlung reagiert, gibt es hierfür eigene Serien. Die künstlichen Farbpigmente aus der Tönung oder Coloration verhalten sich im Zusammenspiel von Sonne und Salzwasser anders als normales Haar, und es kommt schneller zu Bleichungseffekten, da das künstliche Pigment, das ins Haar eingelagert ist, nicht so stabil ist wie ein natürliches. Doch auch die natürlichen Haarpigmente werden im Sommer stark geschädigt – das Haar bleicht aus und wird porös.

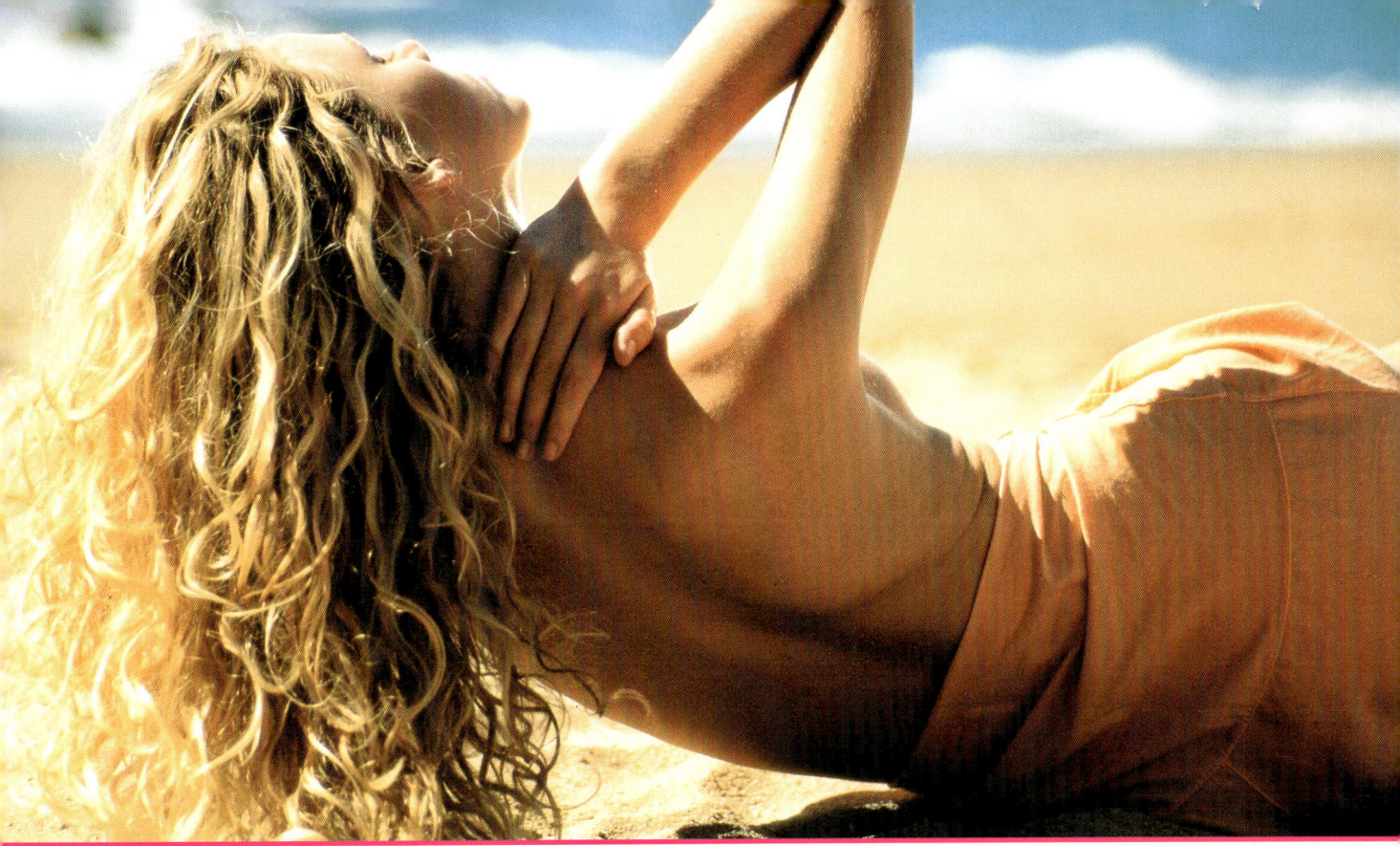

Was viele nicht wissen: Ebenso wie die Haut benötigt auch das Haar einen zuverlässigen Sonnenschutz.

HAIRCARE IN DER SONNE

Ihre Haut will sowohl in der Sonne als auch nach dem Sonnenbad gepflegt werden. Das Gleiche steht auch Ihrem Haar zu. Sunproof-Produkte schleusen Wirkstoffe etwa zum Schutz vor UV-Strahlung ins Haar, die es während des Aufenthalts in der Sonne schützen. Als Faustregel gilt: Jedes Mal, wenn Sie Ihre Haut eincremen, sollten Sie auch an die Pflege für Ihr Haar denken. Besondere Aufmerksamkeit bedarf die Behandlung colorierten Haares: Benutzen Sie nach jeder Wäsche eine Farbspülung. Zusätzlich gibt es auch farbauffrischende Intensivkuren. Diese Produkte erneuern den Glanz Ihres Haares und erhalten die Farbintensität spürbar länger.

GUT GESCHÜTZT INS UND AUS DEM WASSER

Waterproof-Produkte sind zum Beispiel Sonnenschutzsprays, die im Wasser schützen. Doch Vorsicht: „Wasserfest" bedeutet nicht „nicht abwaschbar". Nach jedem Bad im Meer oder im Pool verlieren diese Produkte etwa die Hälfte ihrer Schutzkraft. Also: Nach jedem Bad das Haar kurz mit klarem Wasser durchspülen und dann das Waterproof-Produkt erneut auftragen. Und nach einem Tag am Meer freut sich Ihr Haar über eine Extraportion Pflege. Eine Schnellkur, die nach der Haarwäsche im Haar bleibt, und alle zwei bis drei Tage eine Intensivkur bringen Elastizität und Glanz zurück.

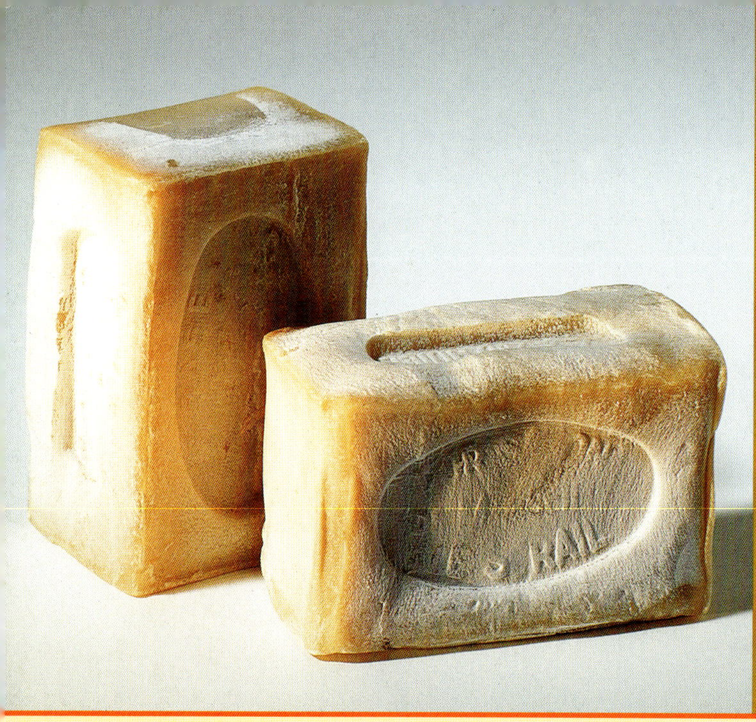

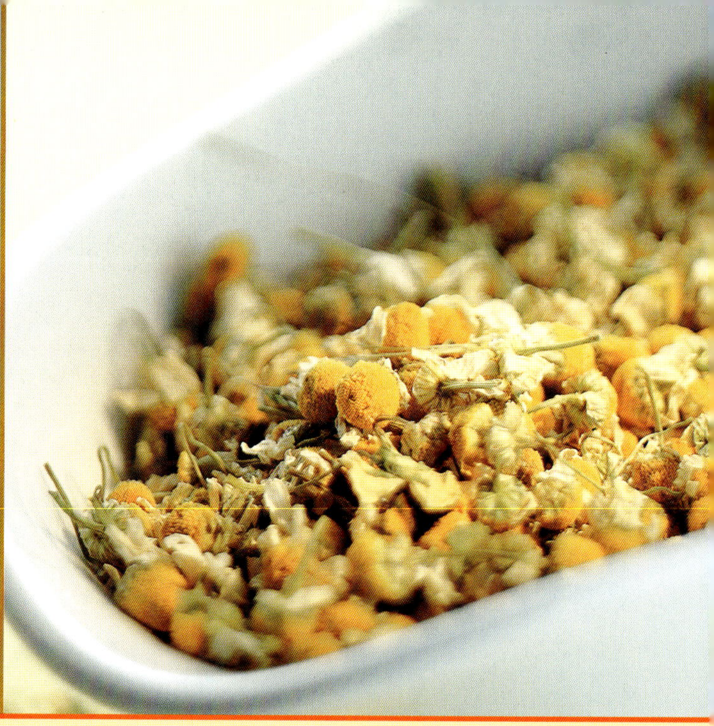

Omas Haarst

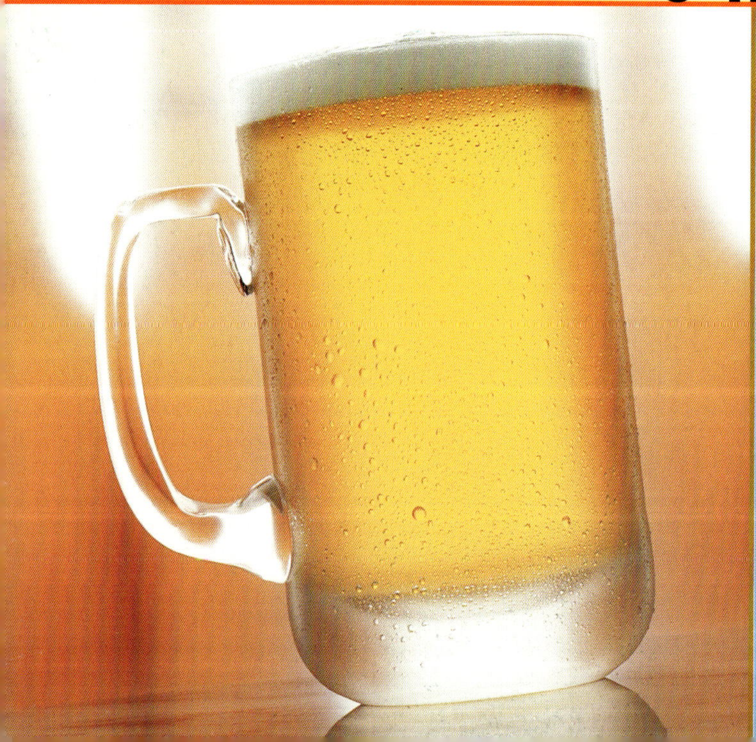

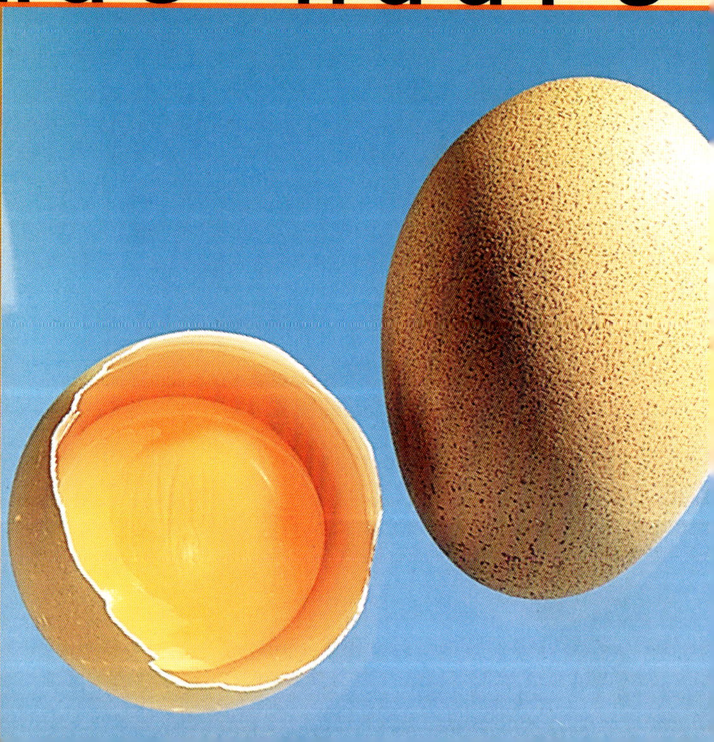

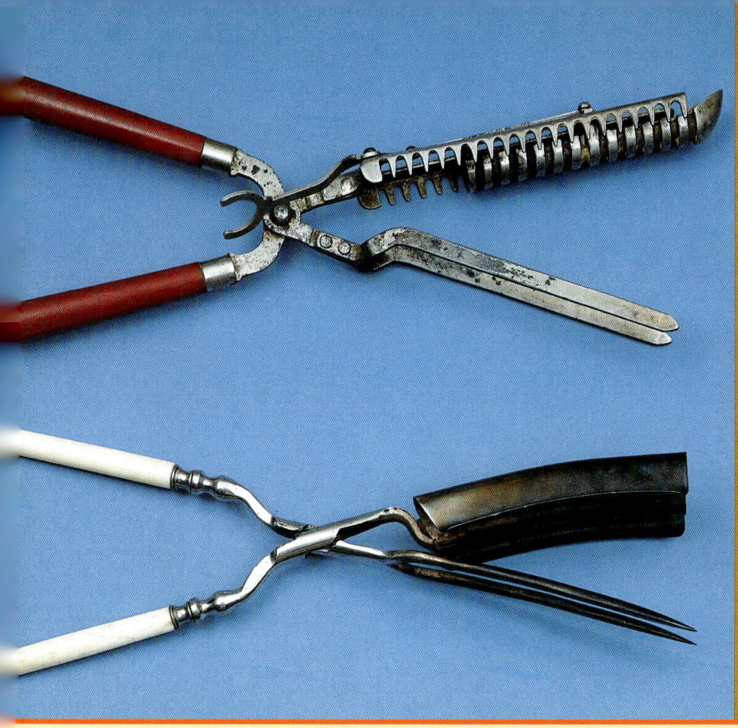

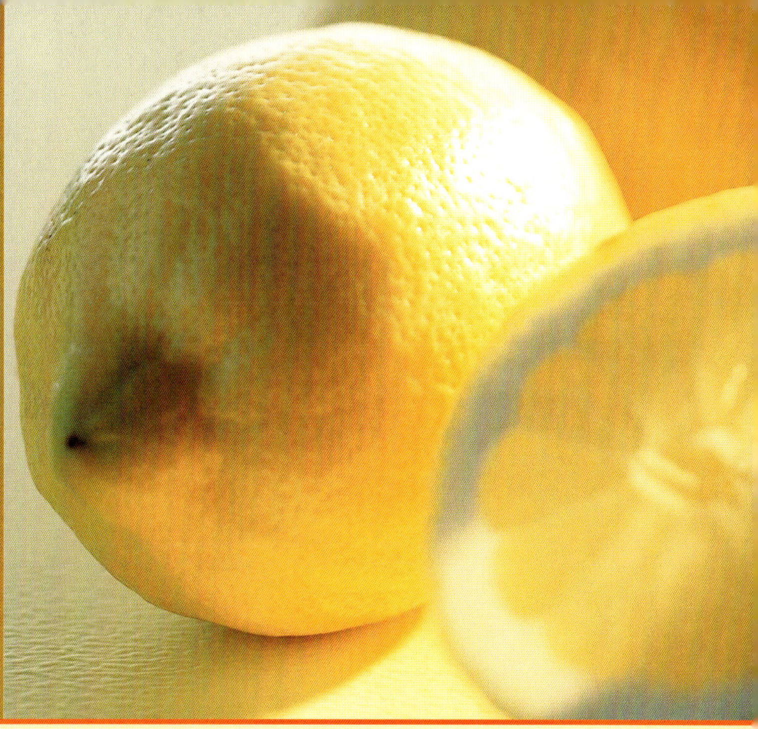

yling-Tricks

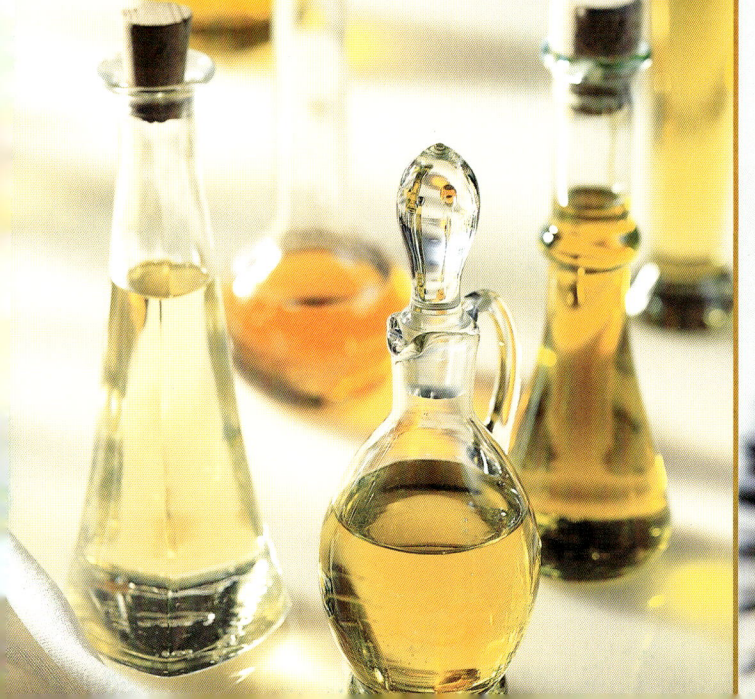

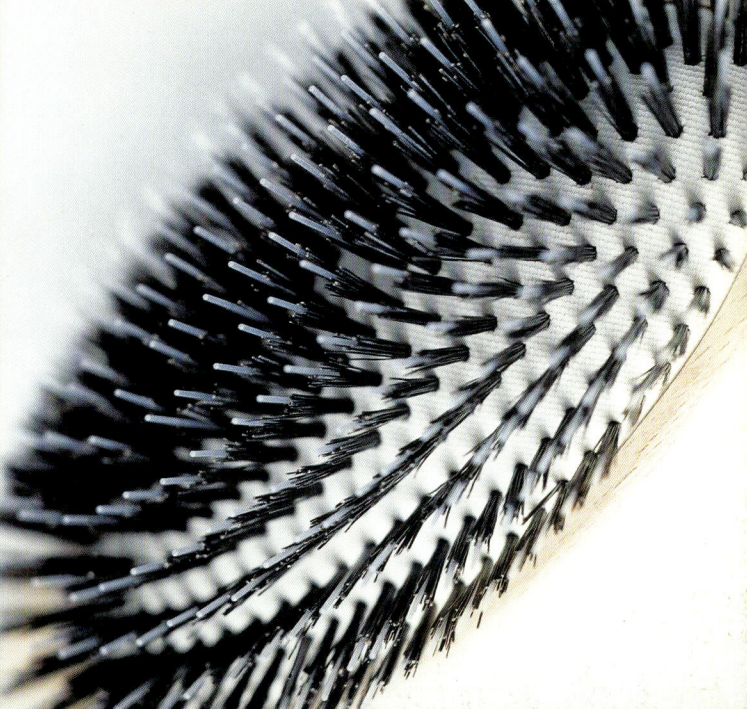

Das erste Shampoo

Das erste Shampoo wurde in Deutschland 1906 von der Firma **Schwarzkopf** auf den Markt gebracht. Damals hieß es „Shampoon" und war als Luxusprodukt nur in Apotheken und so genannten Drogenhandlungen erhältlich. Es duftete intensiv nach **Veilchen**. Zum stolzen Preis von **20 deutschen Reichspfennig** war es eine Investition, die sich die Frauen nur selten leisteten. Normalerweise wuschen sie ihr Haar mit **Kernseife**. Übrigens: Der Begriff „shampoon" kommt aus **Indien** und bedeutet „massieren".

Farbige Anfänge

Die erste Haarfarbe ließ der Franzose Eugène Schueller, der spätere Gründer von **L'Oréal**, im Jahre 1904 patentieren. Nach erfolgreichen Versuchen, bei denen Schueller **Tierpelze** eingefärbt hatte, wagte er sich mit seiner Rezeptur an Frauenköpfe heran. Aus dieser Idee wuchs ein Weltkonzern. Vorher wurden Haare mit **Kamilleauszügen und Hennapasten** gefärbt. Die heute eingesetzten chemischen Haarfarben quellen die Schuppenschicht des Haares nur sanft auf und lagern dann Pigmente an, die **täuschend echt** wirken und lange halten.

Omas Haarst

Bier + Zucker

Bierspülungen und Zuckerwasser waren früher **gängige Festigungsmittel**. Dermaßen **klebrig** vorbehandelt, hielten die mit Brennscheren gestylten Ondulierfrisuren den ganzen Tag, wenn nicht länger. Für die **Lehrlinge** wiederum ergab sich aus den Bierspülungen das zweifelhafte Vergnügen, heimlich immer wieder einen **Schluck Bier** aus der Flasche für sich abzuzweigen. Heute festigen moderne Haargels das Haar auf natürliche Weise. Sie geben **stärkeren Halt** und die Haare behalten dennoch ihre Flexibilität.

Ei für alle Fälle

Unsere Großmütter schätzten **das Ei** als Allround-Talent für schönes Haar. Da sie Kernseife statt Shampoo zum Waschen verwendeten, waren die Haare oft trocken und spröde. Dem sollten gelegentliche **Haarwäschen** mit Ei entgegenwirken. Auch **Kuren** mit dem Hühnerprodukt standen in dem guten Ruf, **trockenes Haar** zu regenerieren. Sogar bei starken Schuppen erhoffte man sich Hilfe vom Ei, das **auf die Kopfhaut** gerieben wurde. Und heute? Moderne Pflegemittel sind leichter anwendbar und wirken noch besser.

Lockenzauber

Früher trugen die Frauen ihr Haar in kunstvoll ondulierten Frisuren, die man mit heißen, eisernen Brennscheren herbeizauberte. Diese wurden auf glühenden Kohlen erhitzt. Das war eine echte Strapaze für das Haar. In den 20er Jahren kamen die ersten Trockenhauben auf den Markt, die sich schnell durchsetzten – bis heute. Anfang der 30er Jahre wurde in Deutschland ein erstes, elektrisches Dauerwellengerät benutzt, das mit Hilfe verkabelter Dauerwellwickler Locken ins Haar mutiger Frauen zauberte.

Küchenvorräte

Für unsere Großmütter war die Küche ein beliebtes Beauty-Reservoir. Als natürliche Haarpackung wurde eine Mischung aus Eigelb, Zitrone und Kleie angerührt und aufs Haar gestrichen. Diese etwas unappetitliche Variante einer Haarkur muss heute nicht mehr sein. High-Tech-Produkte mit modernen, leichten Konsistenzen schleusen Nährstoffe aus Kleie, Heilerde oder Zitronen effektiver ins Haar, ohne es zu belasten. Durch den gezielten Einsatz von Wärme können die Inhaltsstoffe ihre Wirkung voll entfalten.

vling-Tricks

Essig + Öl

Reines Oliven- oder Rizinusöl wurde zu Großmutters Zeiten gern als Haarkur verwendet. Billig und aus der Küche schnell zur Hand, sollten die Öle helfen, dem durch die Wäsche mit Kernseife strapazierten Haar neue Geschmeidigkeit zu verleihen. Auch reiner Haushaltsessig wurde nach der Wäsche als Spülung ins Haar gegeben. Eigentlich eine gute Idee, doch schädigt konzentrierter Essig das Haar. Wird er in geringeren Dosierungen oder als Extrakt in modernen Produkten eingesetzt, sorgt er tatsächlich für tollen Glanz.

100 Bürstenstriche

Früher galt die Faustregel: 100 Bürstenstriche täglich halten das Haar gesund und schön. Tatsächlich wurde das ausgiebige Bürsten von den Frauen eingesetzt, um das natürliche Haarfett, sozusagen als „Eigenfettkur", gleichmäßig im Haar zu verteilen. Um den Schwung des Haares war es dadurch eher schlecht bestellt. Diese Empfehlung ist im Zeitalter moderner Haarpflegeprodukte, die statt mit Fetten mit natürlichen Feuchtigkeitsspendern wie beispielsweise Fruchtextrakten arbeiten, zum Glück veraltet.

Zum Nachschlagen

BÜCHER, DIE WEITERHELFEN

Amthor, Silke: **Young! Einfach jünger aussehen.** Die besten Anti-Aging-Tipps für perfektes Make-up, Frisur und Pflege. Gräfe und Unzer Verlag, München

Frohn, Birgit: **Anti-Aging.** Länger jung – länger schön. Gräfe und Unzer Verlag, München

Gorys-Könemann, Corinna: **Gesunde Haut, schöne Haare.** Pflege und Behandlung von Kopf bis Fuß. dtv, München

Halbreich, Betty / Wadyka, Sally: **Der Fashion Guide.** Geheimtipps aus der Modewelt. dtv, München

Heufelder, Armin / Bieger, Wilfried P.: **Das Anti-Aging-Konzept.** Erfolgreiche Strategien zum Jungbleiben. Gräfe und Unzer Verlag, München

Hunkel, Karin: **Die Kraft der Farben.** Ganzheitliche Farbberatung. Gräfe und Unzer Verlag, München

McCracken, Grant: **Big Hair.** Der Kult um die Frisur. dtv, München

DER AUTOR

Oliver Schmidt ist seit mehr als 15 Jahren als Hairstylist und Imageberater unter anderem für die Haarkosmetikindustrie tätig.

Der Topfriseur hat seine Leidenschaft zum Beruf gemacht – wie vor ihm schon sein Vater und sein Großvater. Nach Lehrjahren in Paris arbeitet Oliver Schmidt heute vor allem in Düsseldorf. Auf Modeschauen, Friseurseminaren sowie nationalen und internationalen Fotoproduktionen für Modemagazine hat er sein Gespür für Trends bewiesen, die er seiner Philosophie entsprechend umsetzt. Oliver Schmidt berät darüber hinaus Moderatorinnen und Moderatoren bekannter Fernsehsender und zeigt ihnen, mit welchen Looks sie sich dem Publikum von ihrer besten Seite präsentieren.

Im Fokus des Beauty-Profis steht jedoch nach wie vor die Kundin. „Mich interessieren Trends nur, wenn ich sie der Persönlichkeit der Kundin entsprechend umsetzen kann. Viel wichtiger als ein schnelllebiger Trend ist ein Look, der das Image der Person optimal unterstreicht. Und wenn sie damit auch noch spielend ein paar Jahre wegmogeln kann – umso besser!", lautet seine Devise, die er mit seinem mittlerweile 40-köpfigen Team in fünf Salons in Düsseldorf und Umgebung umsetzt.

1999 wurde Oliver Schmidt zum „Salon des Jahres" gewählt – eine Auszeichnung, die in Fachkreisen stets für Aufsehen sorgt.

REGISTER

IMPRESSUM

© 2001 Gräfe und Unzer Verlag GmbH, München.

Redaktionsleitung: Doris Birk
Redaktion: Monika Rolle
Lektorat: Irmela Sommer
Gestaltung und Layout: independent Medien-Design
Herstellung: Renate Hutt
Satz: Bernd Walser Buchproduktion, München
Repro: Repro Ludwig, Zell am See
Druck und Bindung: Stürtz, Würzburg

ISBN 3-7742-3232-6

Mit besonderem Dank an ...

Der Autor bedankt sich bei Magdalena Kröner, die half, alle Ideen zu Papier zu bringen. Seit mehr als sieben Jahren findet die Journalistin immer die richtigen Worte, wenn es um Neues zum Thema Haare und Beauty geht.

Fotoproduktion

Reiner Kaltenbach (People)
Manfred Jahreiß (Stills)

Weitere Fotos

Axel Springer Nachdruck-Dienst: Seite 2 re. (Petersen); 4 (Brandis); 24 re. (Wosnitza); 33 li. (Strössner); 37, 38 unten re., 39 oben re. (alle Goldenbaum); 57 (Hopp); 59 (Heiser). Bavaria: Seite 53 (VCP). Freundin: Umschlag vorn re. (Salomon). GU: Seite 51 oben (Christophe Schneider); 70 re. (Tom Roch); 88 unten re., 89 unten li. (Studio Schmitz); 89 oben re. (Manfred Jahreiß). Image Bank: Seite 60 (John P. Kelly). Jahreszeiten Verlag: Seite 72 li., 75 li. und re., 89 unten re. (alle B. Leinders); 88 oben li. (Alan Ginsburg). jump: Seite 12 (Katharina Axelson); 39 oben li. (Annette Falck); 51 unten (Christiane Vey). Kaltenbach, Reiner: Umschlag vorn Mitte; Seite 3 re., 33 re. Mauritius: Seite 46. Photonica (Neo Vision): Seite 49. Schwarzkopf Professional: Seite 89 oben li. Tony Stone: Seite 87 (Laurence Monneret). Stock Food: Seite 88 unten li. (Rick Mariani). Wella: Seite 2 li. (Martina Acht für Wella 2001, Trend Op Art); 17 re. (Wella Vivality). Zefa: Umschlag vorn li. (Miles).

Umwelthinweis

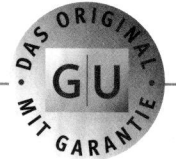

Das Original mit Garantie

Wichtiger Hinweis

Auflage:	4.	3.	2.	1.
Jahr:	2004	2003	2002	2001

Die **GU-Homepage** finden Sie im Internet unter **www.gu-online.de**